VORWORT

von Matthew Johnstone

Vor einigen Jahren sprach mich ein sehr freundlicher und, wie sich herausstellte, auch überaus geduldiger Mann namens Odilo Engel an, promovierter Neurowissenschaftler und Mitarbeiter eines deutschen Pharmaunternehmens, das sich unter anderem auf die Erforschung und Behandlung der Schizophrenie spezialisiert hat. Odilo bat mich, eine Illustrationsreihe zu entwerfen, die die vielfältigen, äußerst komplexen Probleme, Gefühlszustände und Symptome veranschaulicht, mit denen von Schizophrenie betroffene Menschen konfrontiert sind. Ich verwies auf den Namen meiner Firma, die *Drawn from Experience* heißt, und erklärte ihm, dass ich mich in meiner Arbeit gern auf das beschränke, was ich selbst erlebt habe und daher gut kenne. Doch Odilo ließ nicht locker und fragte beharrlich immer wieder nach, bis ich schließlich einwilligte.

Tatsächlich war es wohl so: Als jemand, der, seit er erwachsen ist, immer wieder mit Depressionen zu kämpfen hat, empfand ich den Gedanken, in die Welt der Schizophrenie einzutauchen, als zu bedrohlich. Denn um ein bestimmtes Szenario oder Symptom bildlich auszudrücken, muss ich mich intensiv in die Situation hineinversetzen und sie gedanklich durchdringen, was nicht immer einfach oder angenehm ist. Empathisch zu sein, ist in diesem Zusammenhang auch kein wirklicher Vorteil.

Doch wie es immer so ist: Nachdem ich meinen Widerstand überwunden und angefangen hatte, war ich begeistert bei der Sache, denn schließlich haben die Menschen, denen das Leben diese Karte

Matthew Johnstone
Lauren Kennedy West

Stimmen im Kopf

Wie ich lernte, meine Schizophrenie zu akzeptieren, zu verstehen und gut mit ihr zu leben

Mit Illustrationen von Matthew Johnstone

Aus dem Englischen von Ulrike Becker

Kunstmann

zugespielt hat, so viel Hilfe und Unterstützung wie irgend möglich verdient. Dies ist eindeutig eines der Projekte, die mich am meisten mit Stolz erfüllen, und ich kenne mich mittlerweile sehr gut auf dem Gebiet aus. Durch Odilo und seine wunderbare Mitstreiterin Samantha Klaas habe ich auch meine kanadische Co-Autorin Lauren Kennedy West kennengelernt, die mit einer schizoaffektiven Störung lebt und den äußerst erfolgreichen YouTube-Kanal *Living Well with Schizophrenia* betreibt.

Dass Lauren ihre persönlichen Erfahrungen mit dieser komplexen Erkrankung mit mir geteilt hat, war für mich von unschätzbarem Wert, und die Ideen, die sie eingebracht hat, haben meine Arbeit entscheidend bereichert.

Dieses Buch verfolgt einen einzigartigen Ansatz, denn es erklärt nicht nur Symptome und wichtige Fakten, sondern es beschäftigt sich auch eingehend mit den Gefühlen und Stimmungen, die Menschen mit Schizophrenie oft erleben. Unser Ziel ist, Patient:innen zu ermächtigen, indem wir sie mit mehr Wissen über ihre Krankheit ausstatten und ihnen ein Werkzeug an die Hand geben, das die Kommunikation mit Verwandten und Freund:innen erleichtert. Uns geht es darum, Empathie, gegenseitiges Verständnis und eine wirksamere Unterstützung der Betroffenen zu fördern. Damit möchten wir den Menschen, die mit dieser schweren psychischen Erkrankung leben, und ihren Angehörigen auf den ersten Etappen ihres Weges beistehen.

Wir hoffen aufrichtig, mit diesem Buch helfen und Hoffnung machen zu können.

Matthew

VORWORT

von Lauren Kennedy West

Ein Leben mit Schizophrenie bringt dich auf einen Pfad voller Herausforderungen, Triumphe und tiefer Einsichten. Als Betroffene, die tagtäglich die Klippen einer schizoaffektiven Störung umschifft, weiß ich genau, wie wichtig es ist, dass wir uns mit anderen über unsere Erfahrungen austauschen. Deshalb freue ich mich sehr, diese Geschichte, die vom Alltag einer jungen, an Schizophrenie erkrankten Frau erzählt, mit euch zu teilen.

Durch meinen YouTube-Kanal *Living Well with Schizophrenia* hatte und habe ich das Privileg, mit vielen Menschen zu kommunizieren, denen es ähnlich geht wie Unica und mir. Mein Ziel dabei ist immer, das gegenseitige Verständnis zu fördern, die Stigmatisierung abzubauen und Betroffenen das Gefühl zu vermitteln, dass sie nicht allein sind. Dieses Buch ist eine Weiterführung dieser Mission. Auf den folgenden Seiten werdet ihr eine starke junge Frau kennenlernen, die den positiven, negativen und kognitiven Symptomen der Schizophrenie mit Würde und Resilienz begegnet. Das Buch erzählt von ihrem Kampf, aber es erzählt auch von großer Kraft und Hoffnung. Es zeigt, wie das Leben mit dieser Krankheit wirklich ist, und wirft zugleich ein Licht auf die glücklichen Momente und Erfolgserlebnisse.

Indem wir Unicas Erfahrungen beschreiben, möchten wir ein Fenster zu einer Welt öffnen, von der viele falsche Vorstellungen existieren. Dieses Buch richtet sich nicht nur an Menschen, die selbst an

Schizophrenie erkrankt sind, sondern auch an ihre Liebsten, ihre Freund:innen und alle, die diese Erkrankung besser verstehen möchten. Es ist ein Zeugnis der heilenden und verbindenden Kraft von Geschichten.

Ich glaube fest daran, dass wir die Barrieren, die durch Unwissenheit und Angst entstehen, allmählich abbauen können, wenn wir offen von unseren eigenen Erfahrungen mit psychischen Erkrankungen berichten. Mit unserem Buch möchten wir aufklären und Empathie ermöglichen. Vielen Dank an Matthew Johnstone, meinen Co-Autoren und Illustratoren dieses Buches, für die großartigen, lebendigen Bilder, mit denen er uns Unicas Erfahrungen nahebringt. Erfahrungen, die anderen, die ebenfalls mit dieser Erkrankung leben, sehr vertraut vorkommen werden, da bin ich mir sicher.

Danke, dass ihr uns auf dieser Reise begleitet! Ich hoffe, Unicas Geschichte wird Mitgefühl und Verständnis entstehen und die Überzeugung wachsen lassen, dass ein gutes Leben mit Schizophrenie nicht nur möglich, sondern auch machbar ist.

Nur gemeinsam geht es uns gut,

Lauren

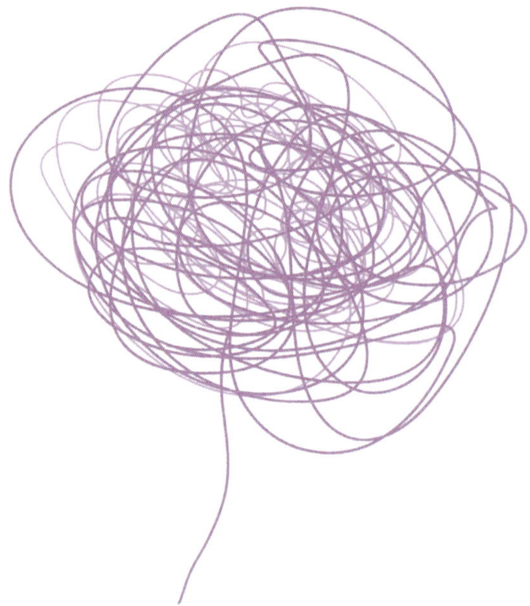

Dies ist die Geschichte von Unica. Sie ist schizophren und erzählt, wie sie geschafft hat, ihre Krankheit zu verstehen, zu akzeptieren und gut mit ihr zu leben.

Wenn Unica Symptome hat, sind die Streifen ihres T-Shirts rot, fühlt sie sich dagegen wohl, sind sie blau, und dann hat sie den kleinen Hoffnungsvogel an ihrer Seite.

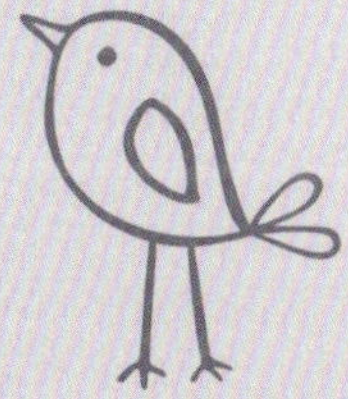

Hallo, ich heiße Unica.
Ich bin 26 Jahre alt und arbeite in Teilzeit als Gärtnerin.
Mit meinem Partner Johann und Charly,
dem faulsten Kater der Welt,
wohne ich in einer gemütlichen Wohnung.

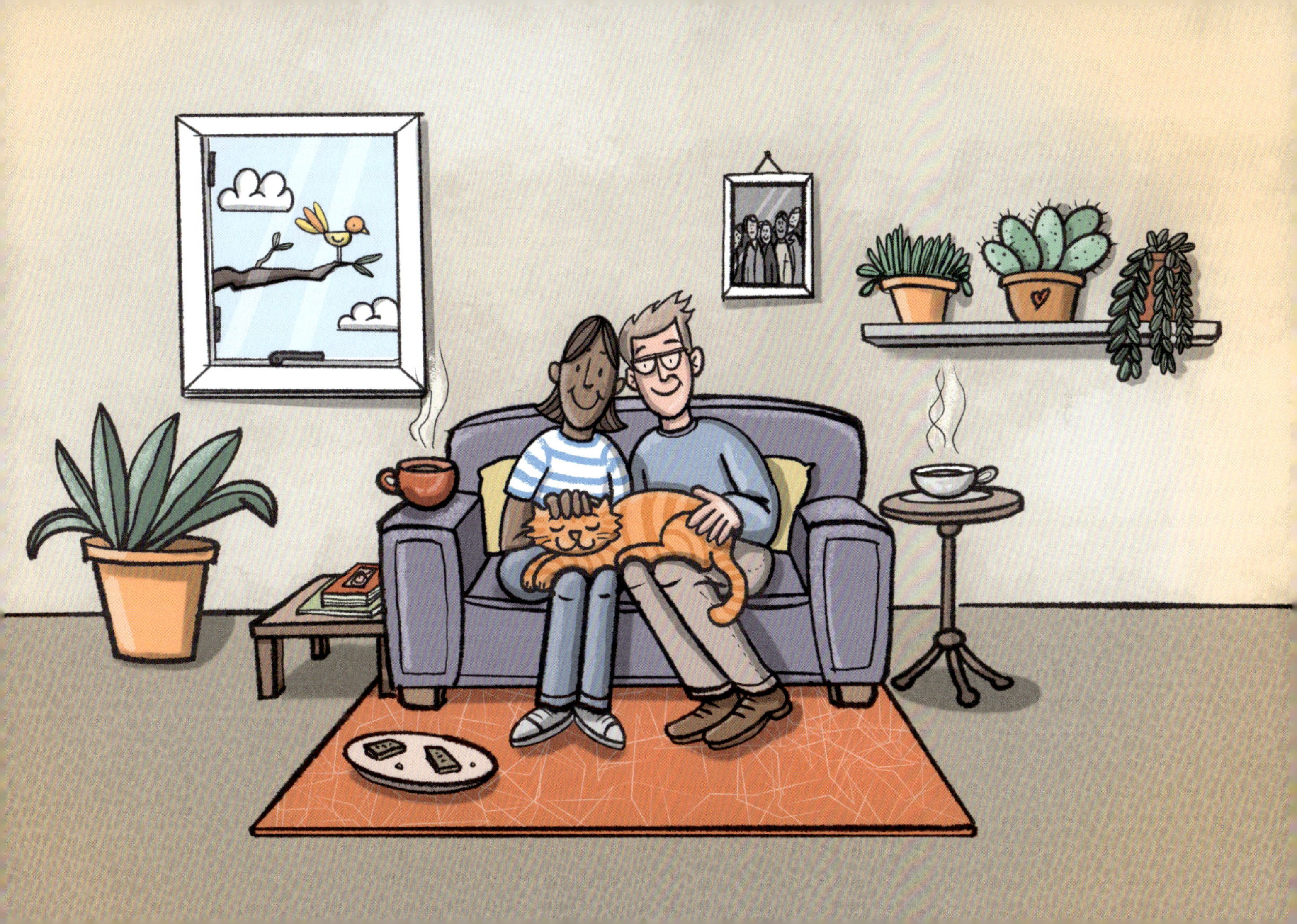

Mein Sternzeichen ist Waage, das steht für Gleichgewicht und Harmonie.
Mir kommt das ein bisschen ironisch vor, denn ich bin an Schizophrenie erkrankt.

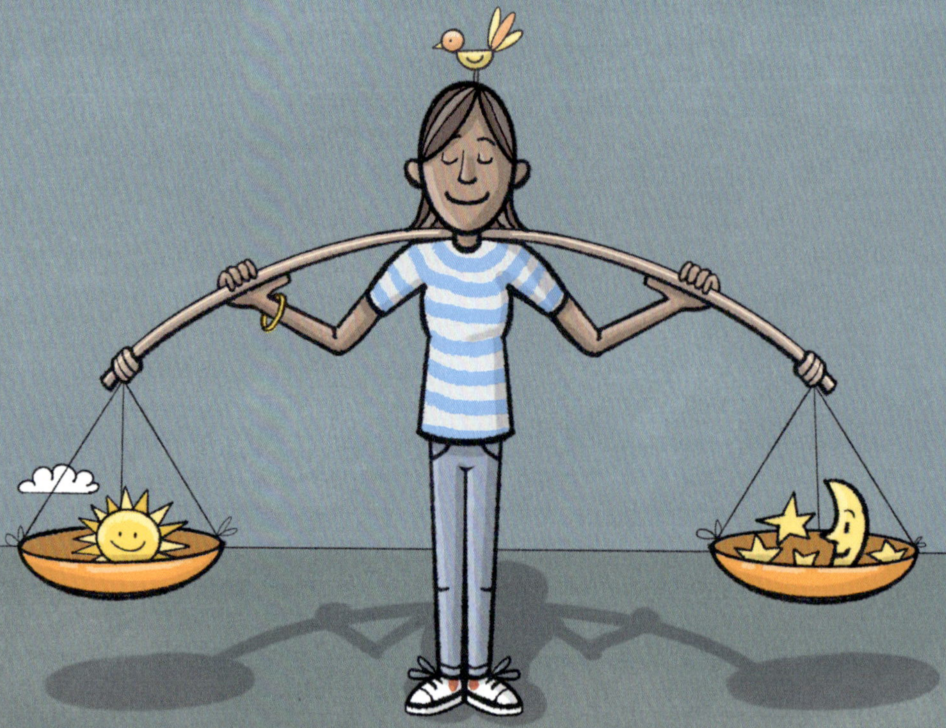

Und das ist eine Krankheit, die manchmal genau das Gegenteil von Gleichgewicht und Harmonie bewirkt.

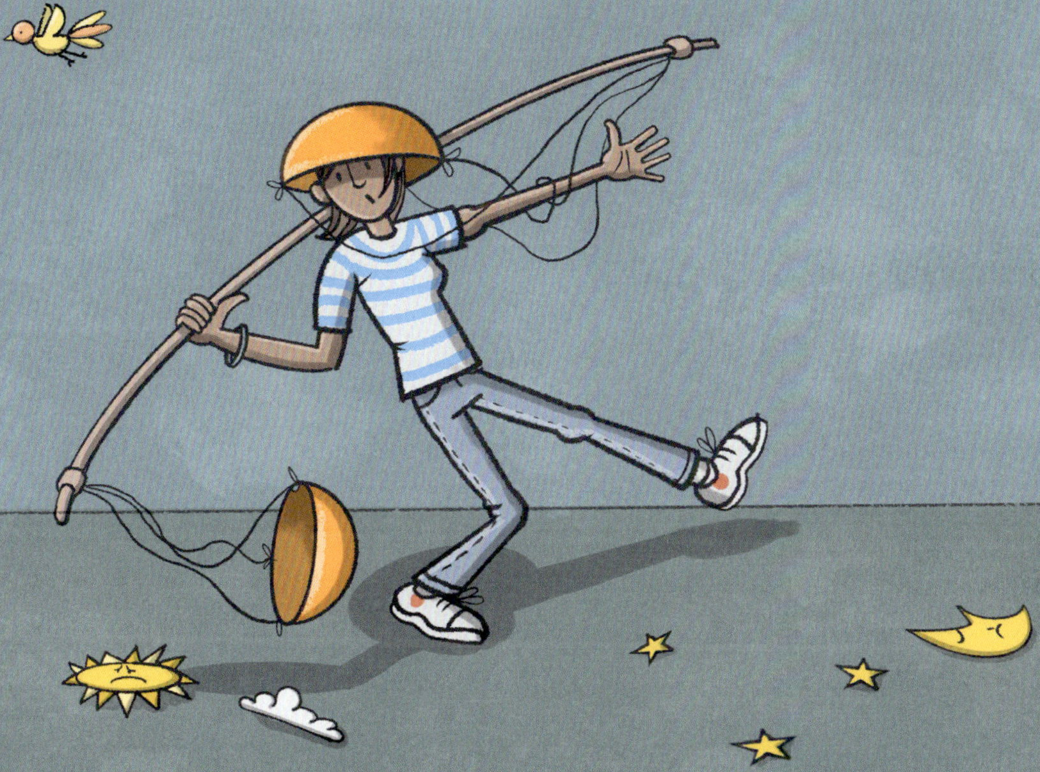

Wie du vielleicht weißt, ist Schizophrenie eine ziemlich schwere psychische Erkrankung.

Aus genau diesem Grund möchte ich dir erzählen, wie ich mit meiner Schizophrenie im Alltag umgehe und mit ihr lebe. Vielleicht hilft es dir, deiner Familie, deinen Freund:innen und Kolleg:innen dabei, besser zu verstehen, was diese Krankheit bedeutet.

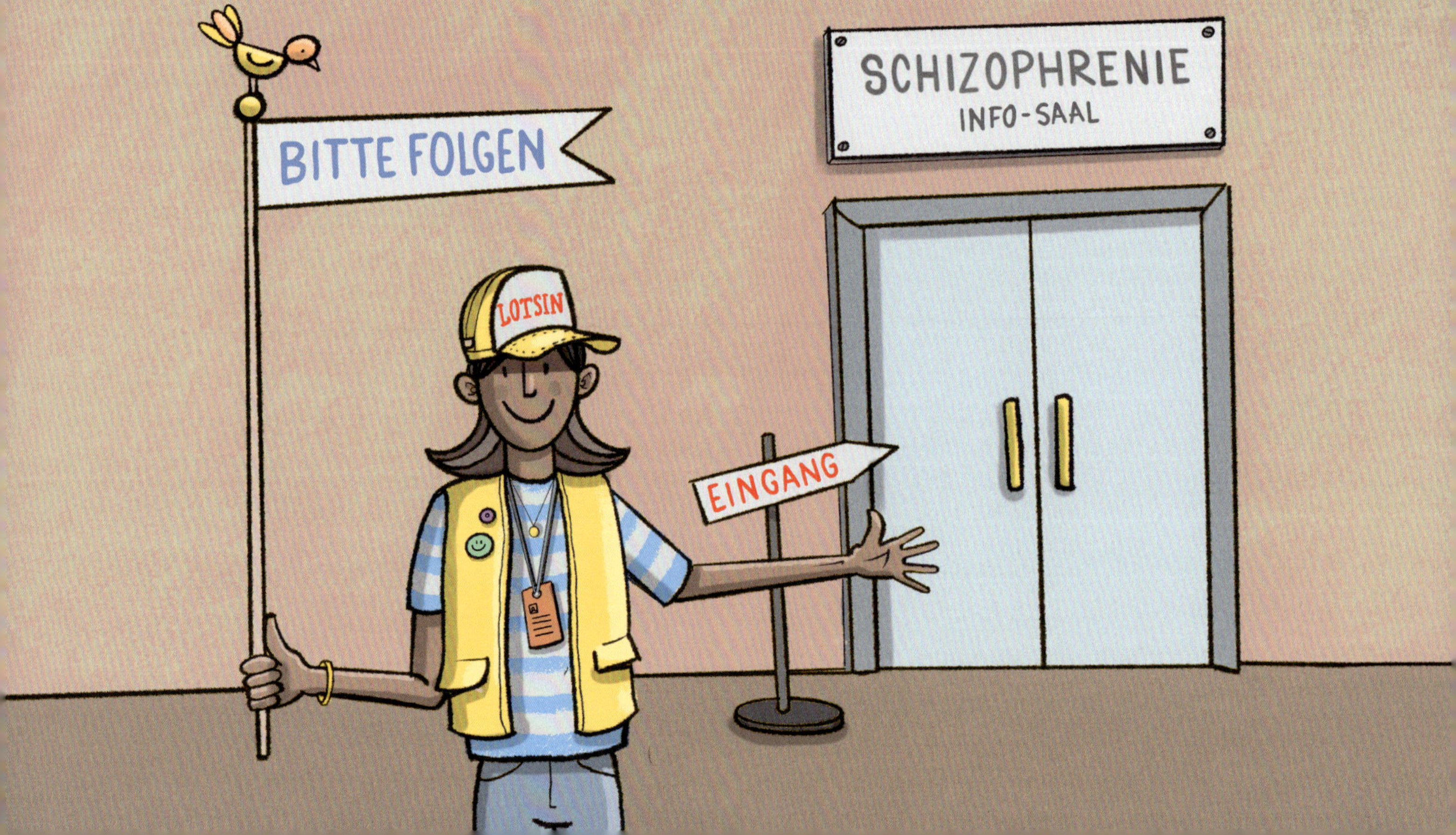

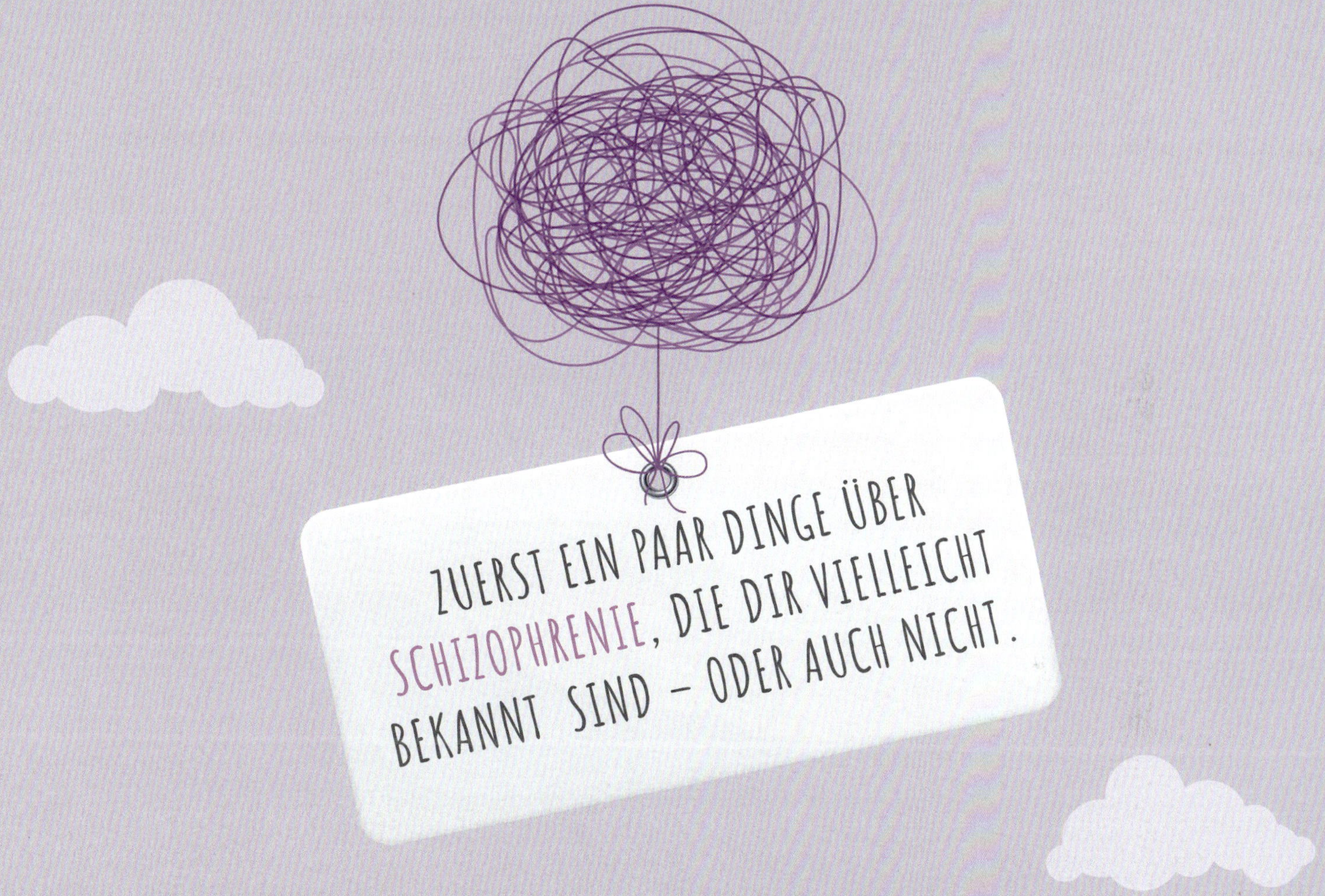
ZUERST EIN PAAR DINGE ÜBER
SCHIZOPHRENIE, DIE DIR VIELLEICHT
BEKANNT SIND – ODER AUCH NICHT.

Schizophrenie ist eine häufig falsch verstandene und deswegen gefürchtete Krankheit. Viele glauben, Menschen mit Schizophrenie seien gefährlich oder komplett außer Kontrolle, aber das ist nur äußerst selten der Fall.

Trotz kontinuierlicher Forschung ist die Ursache der Schizophrenie noch immer unklar. Aber man vermutet, es handelt sich um eine signifikante Verschiebung des chemischen Gleichgewichts im Gehirn, die durch Faktoren wie Stress, Traumata, Drogenmissbrauch oder vielleicht aber auch durch genetische Veranlagung ausgelöst wird.

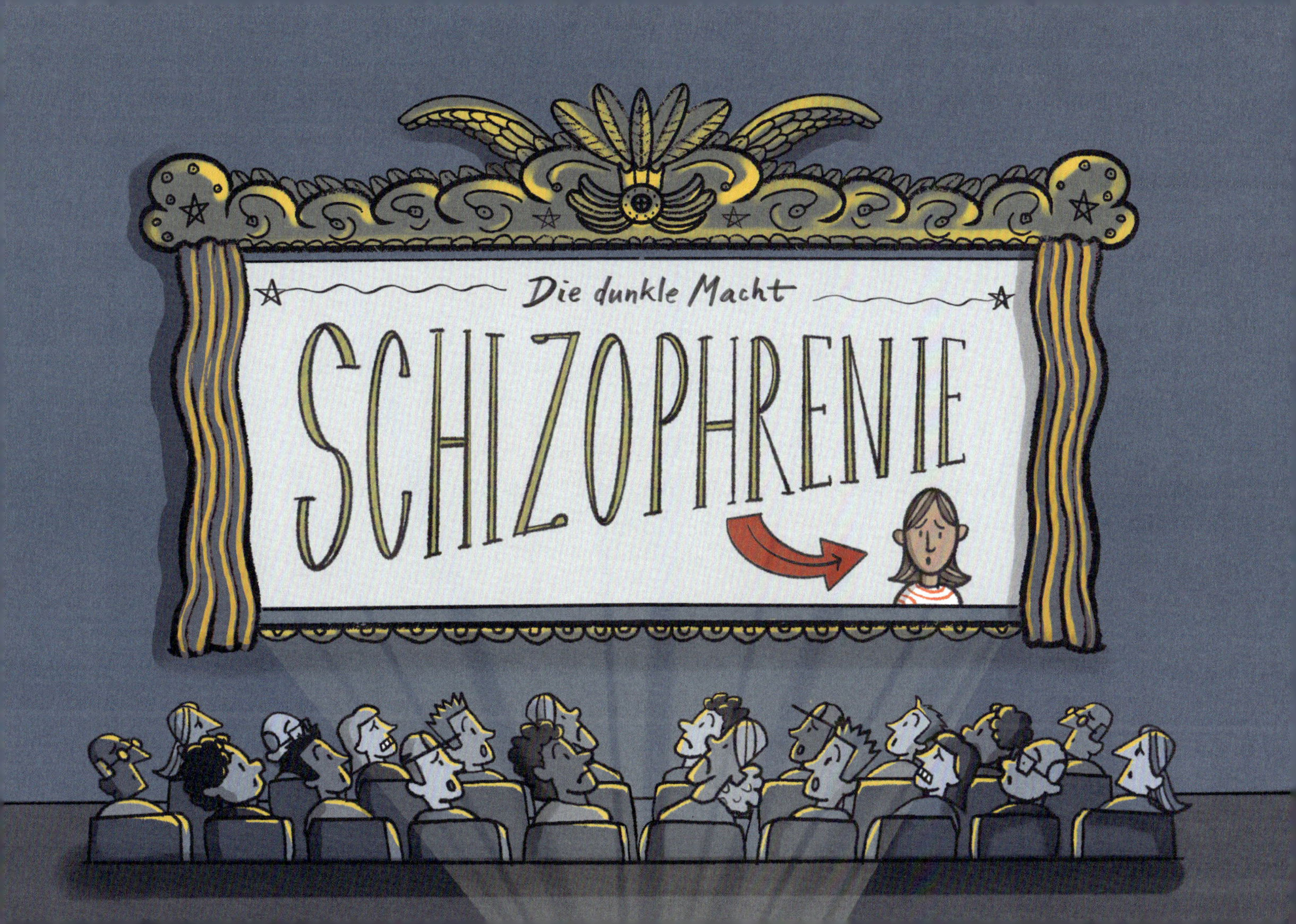
Die dunkle Macht
SCHIZOPHRENIE

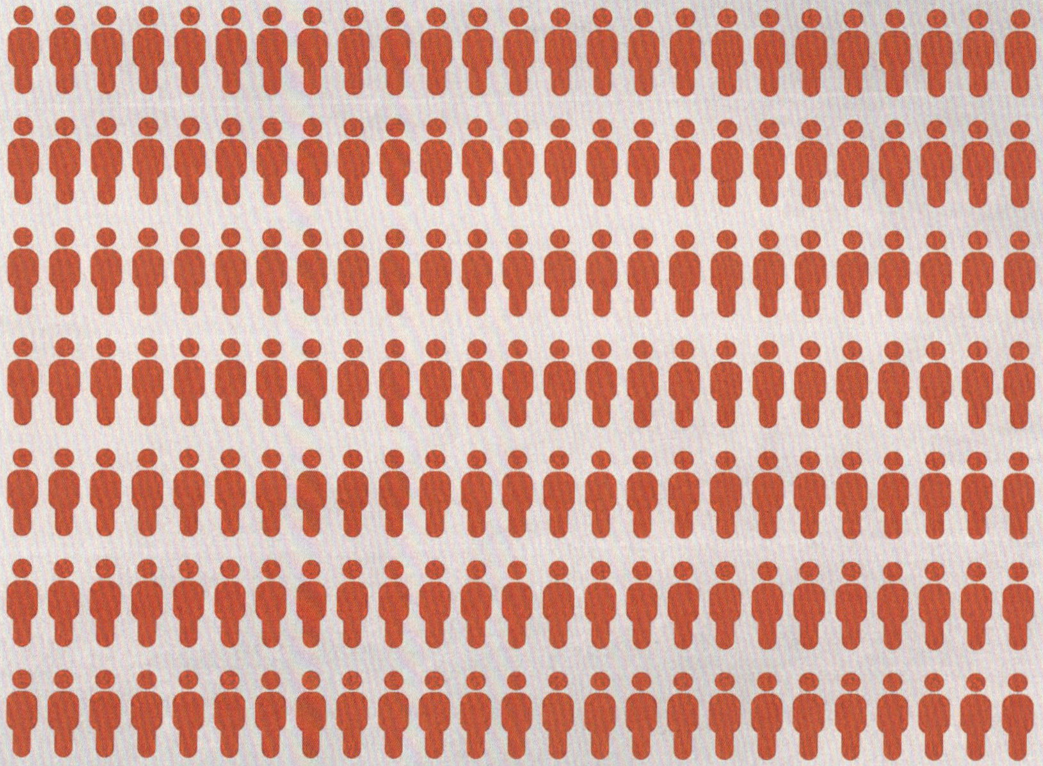

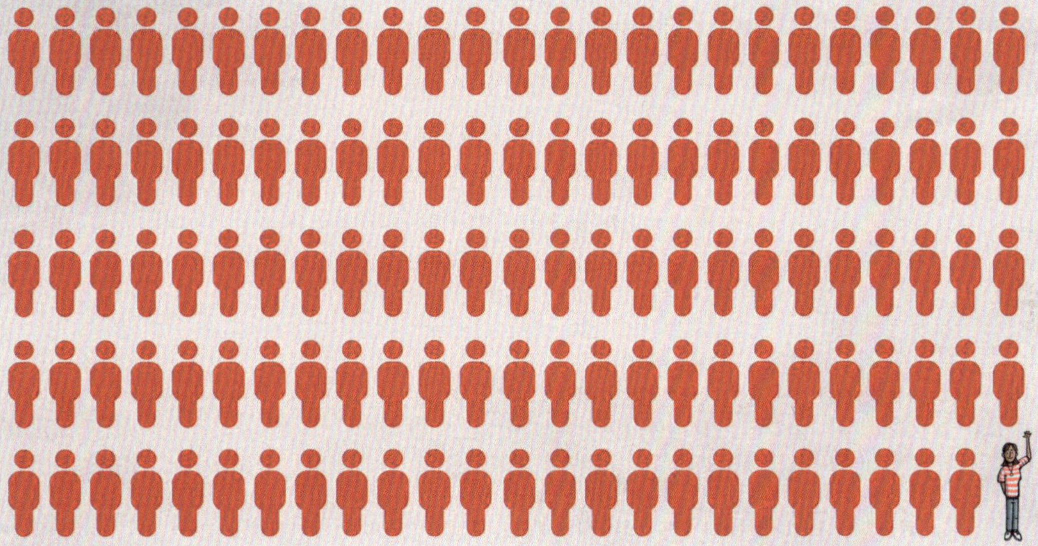

Schizophrenie ist verbreiteter, als viele glauben, eine von 300 Personen (also 0,3 Prozent der Bevölkerung) ist betroffen.* Weltweit sind das ungefähr 24 Millionen Menschen. Mich tröstet es, dass ich mit meinem Leiden nicht allein bin.

*Quelle: Weltgesundheitsorganisation (WHO). In Deutschland, Österreich und der Schweiz ist etwa ein Prozent der Bevölkerung von Schizophrenie betroffen.

Einerseits gibt es sogenannte

„POSITIVE SYMPTOME".

Damit sind Verhaltensweisen gemeint, die bei den meisten Menschen, die nicht an Schizophrenie erkrankt sind, nicht auftreten.

Ich persönlich kann an ihnen allerdings nichts Positives finden.

Manchmal höre ich Stimmen oder sehe Sachen, die gar nicht da sind. Das kommt besonders dann vor, wenn ich überfordert oder gestresst bin oder wenn ich schlecht geschlafen habe.

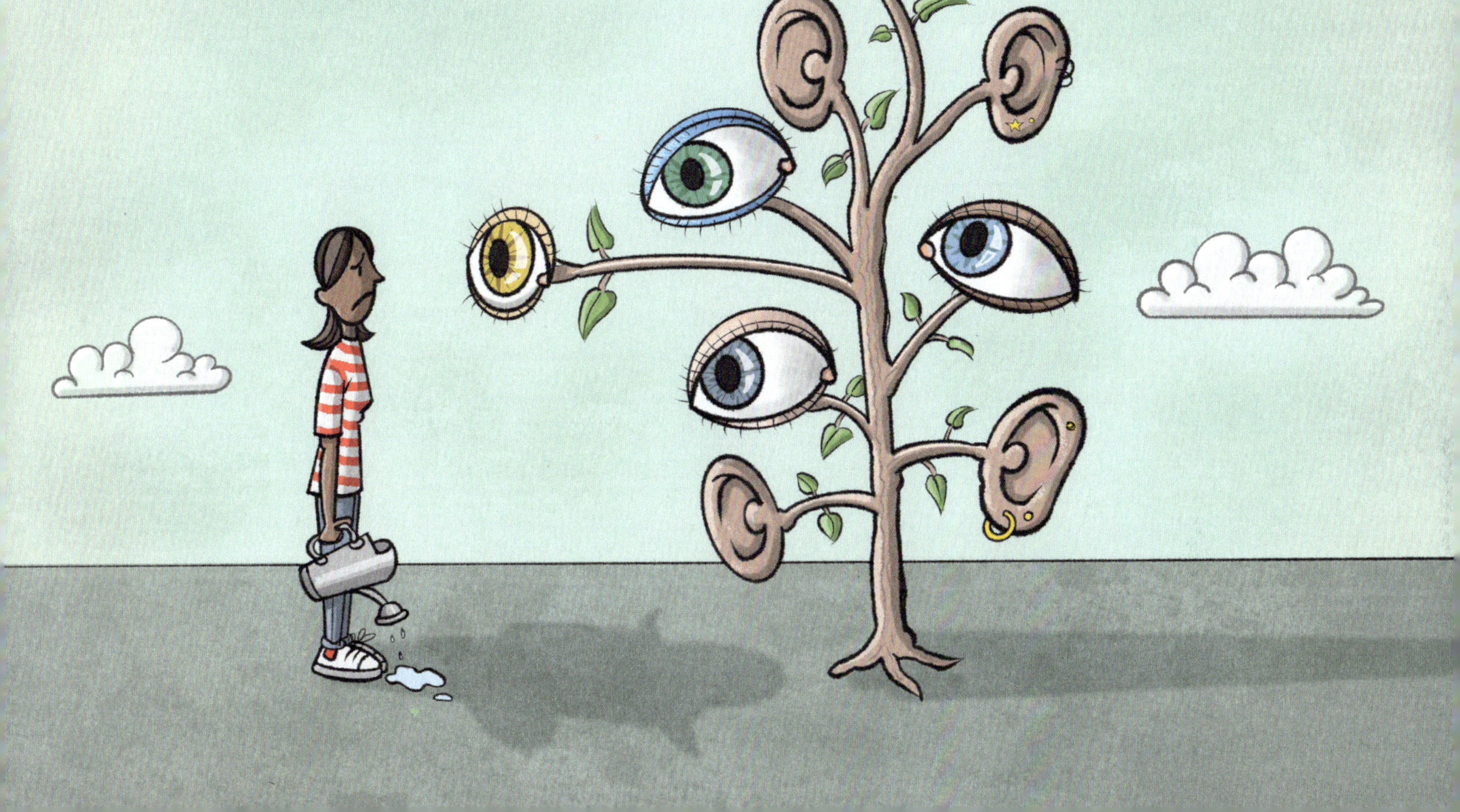

Meine Angehörigen wissen, dass ich gelegentlich Wahnvorstellungen entwickle und das Gefühl habe, über besondere Kräfte oder hellseherische Talente zu verfügen.

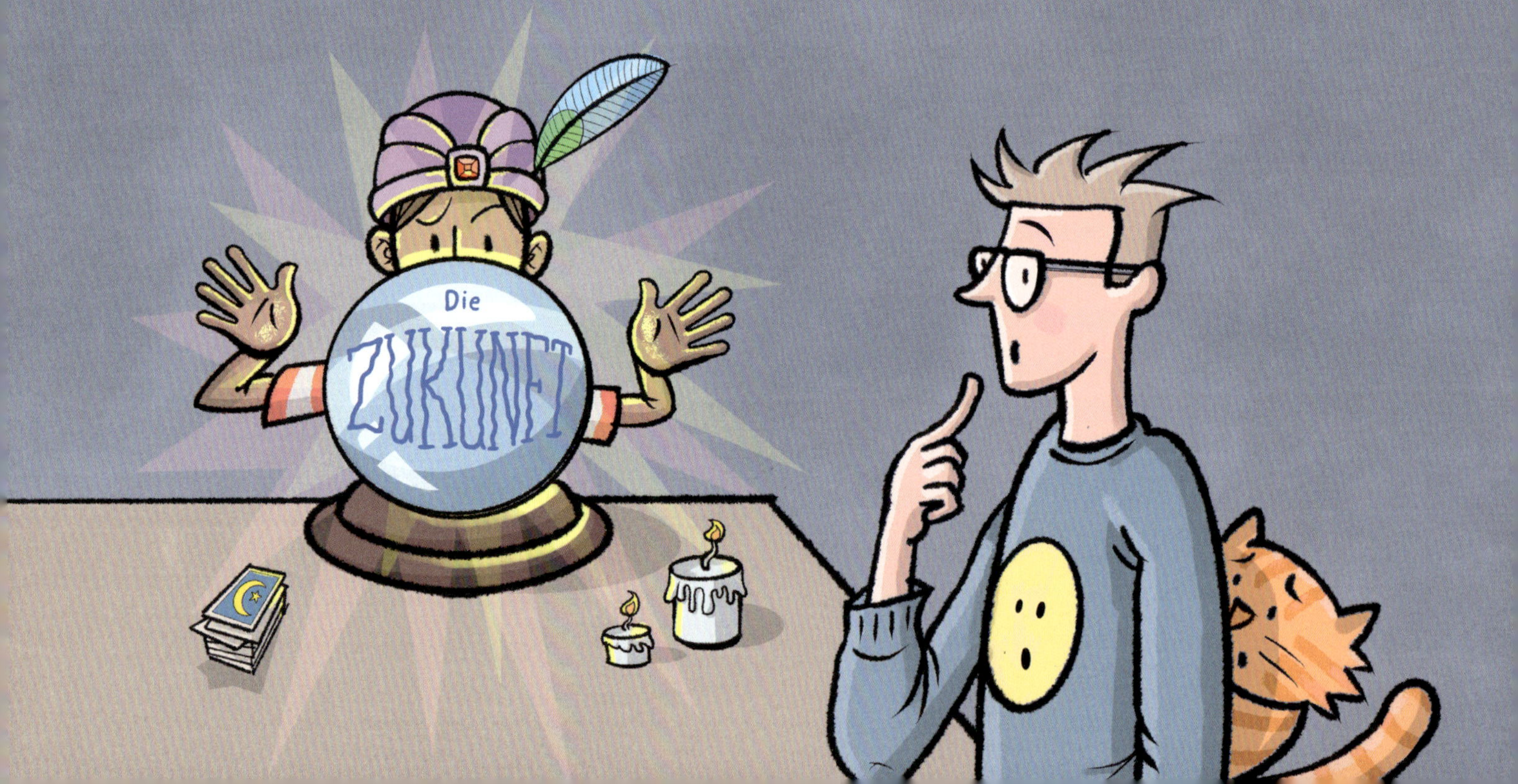

Wenn meine Symptome auftreten, bin ich manchmal völlig durcheinander oder mache Sachen, die anderen seltsam vorkommen. Das verschafft mir unliebsame Aufmerksamkeit und führt zu peinlichen Situationen, mit denen ich nicht immer gut umgehen kann.

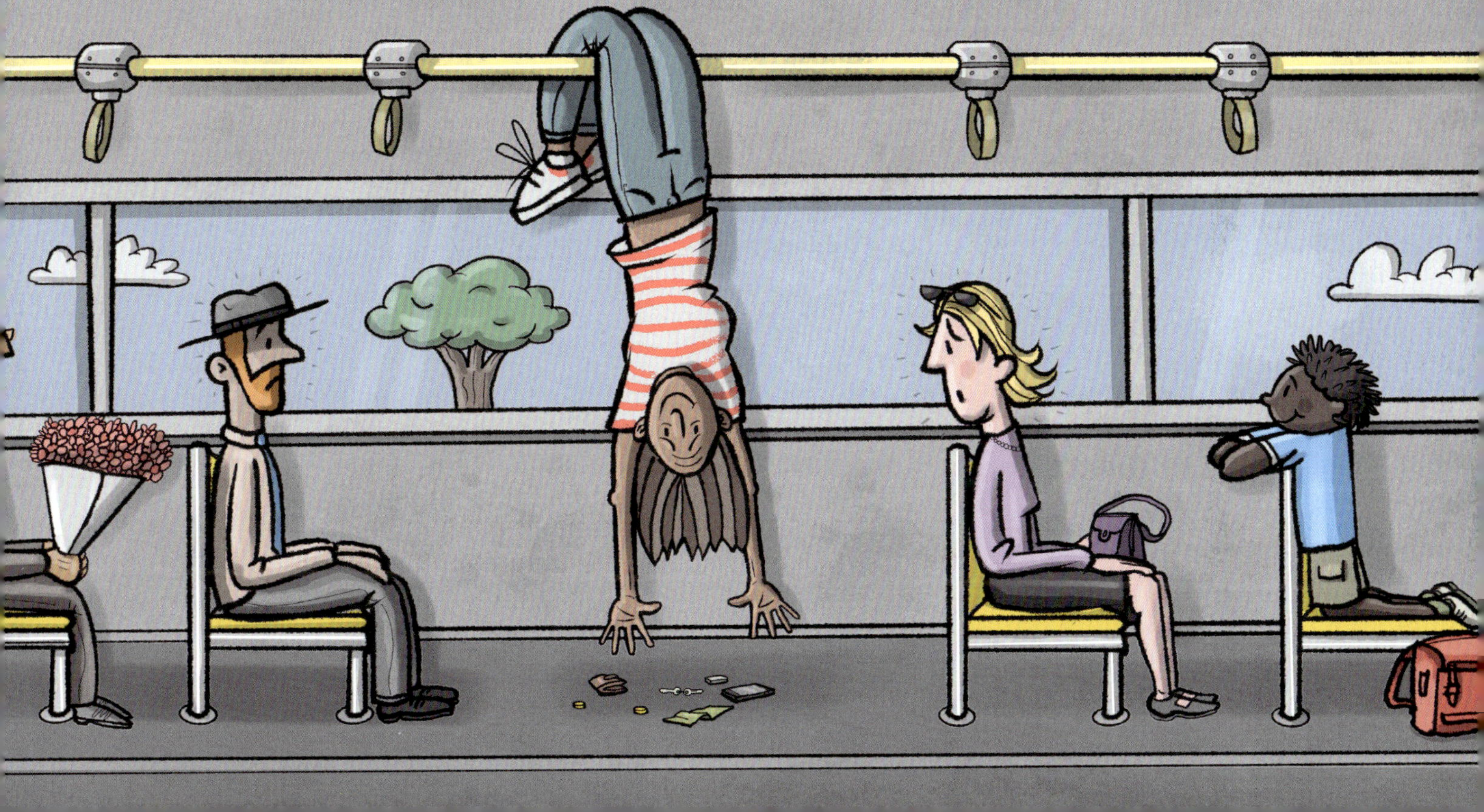

Aber das ist nicht alles. Es gibt noch sogenannte

„NEGATIVE SYMPTOME".

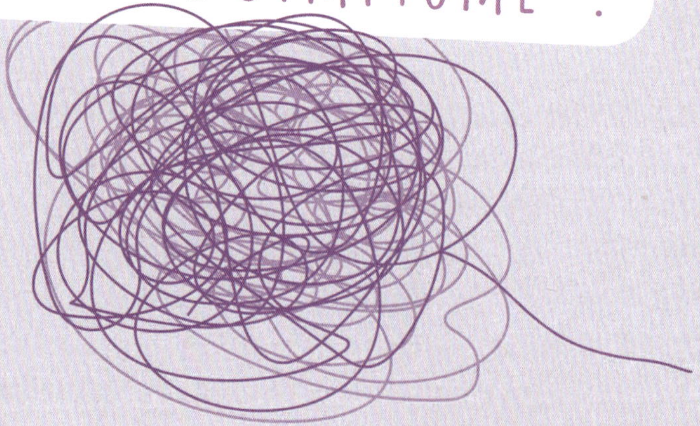

Damit ist das Fehlen von Verhaltensweisen und Gefühlen gemeint, die bei anderen Leuten selbstverständlich sind und deshalb von allen erwartet werden.

Ich bin gern mit anderen zusammen, aber manchmal kommt es mir so vor, als ob die Leute mich gar nicht richtig wahrnehmen. So als befände sich mein wahres Ich gar nicht mehr im Raum.

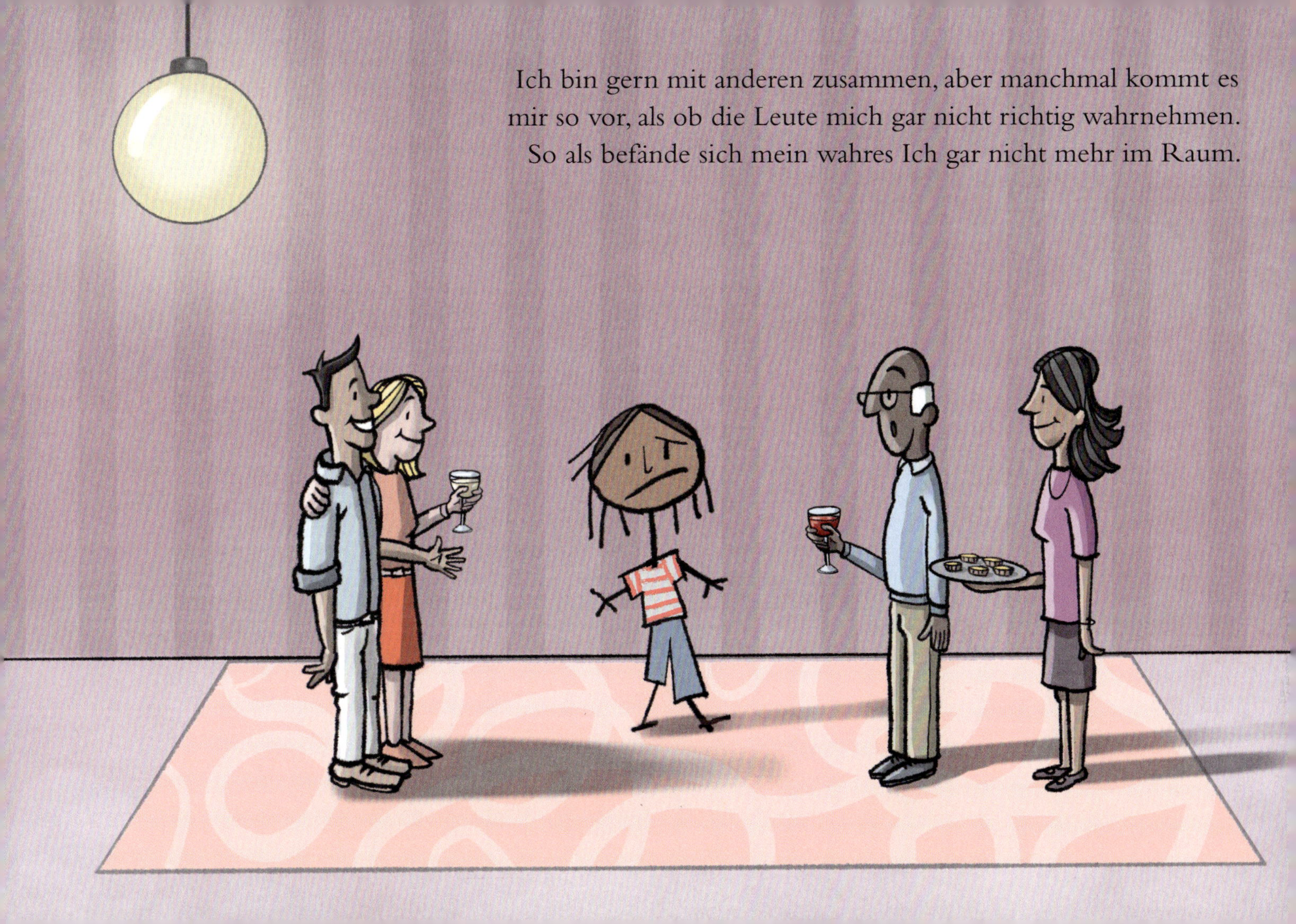

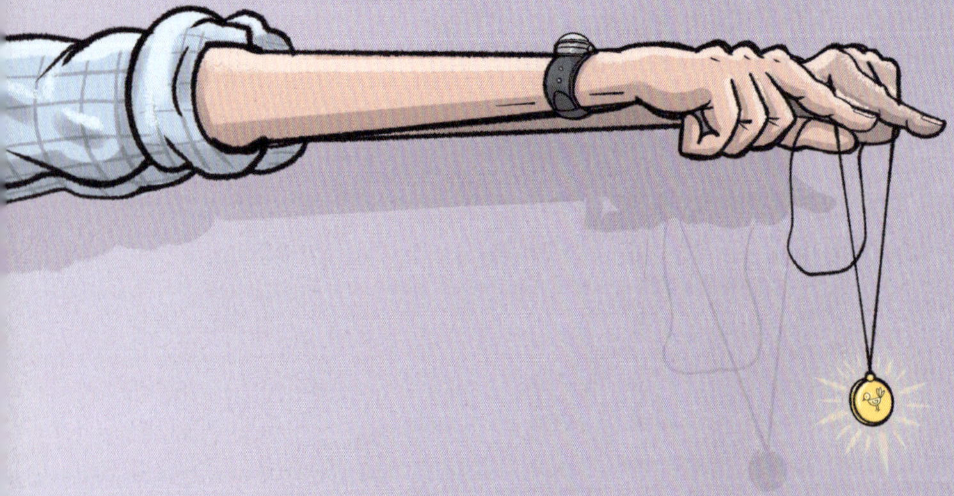

Richtig frustrierend ist es, wenn jemand besonders nett zu mir sein will. Oder wenn etwas Schönes passiert und es mir schwerfällt, meine Freude darüber auszudrücken.

Ich wirke dann distanziert, abgekoppelt oder hölzern, und so fühle ich mich auch.

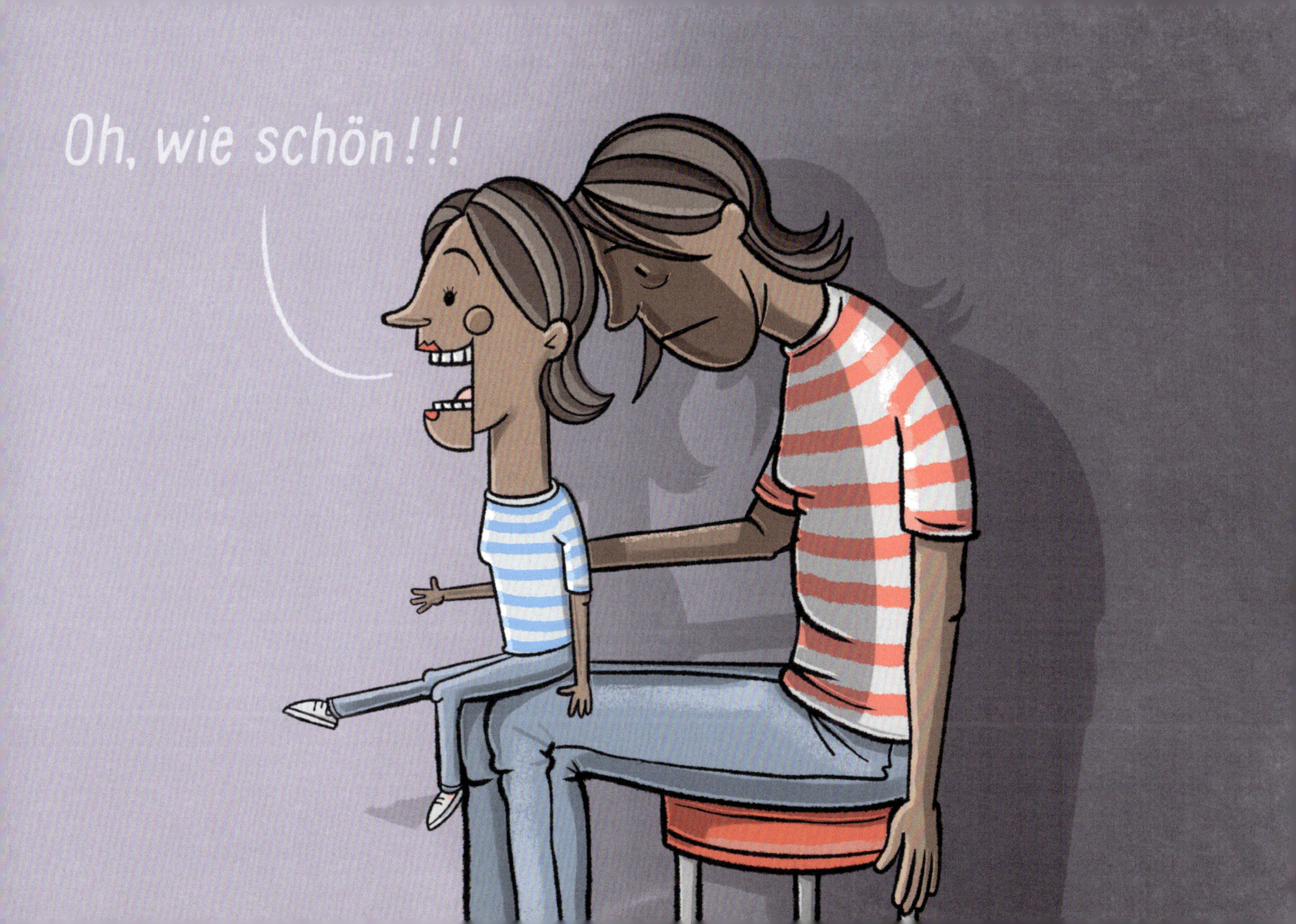
Oh, wie schön!!!

Mitunter kommt mir die Begeisterung für Dinge, die ich normalerweise großartig finde, komplett abhanden. Das ist schwierig für mich, und es ist oft auch für die Leute in meiner Umgebung sehr anstrengend.

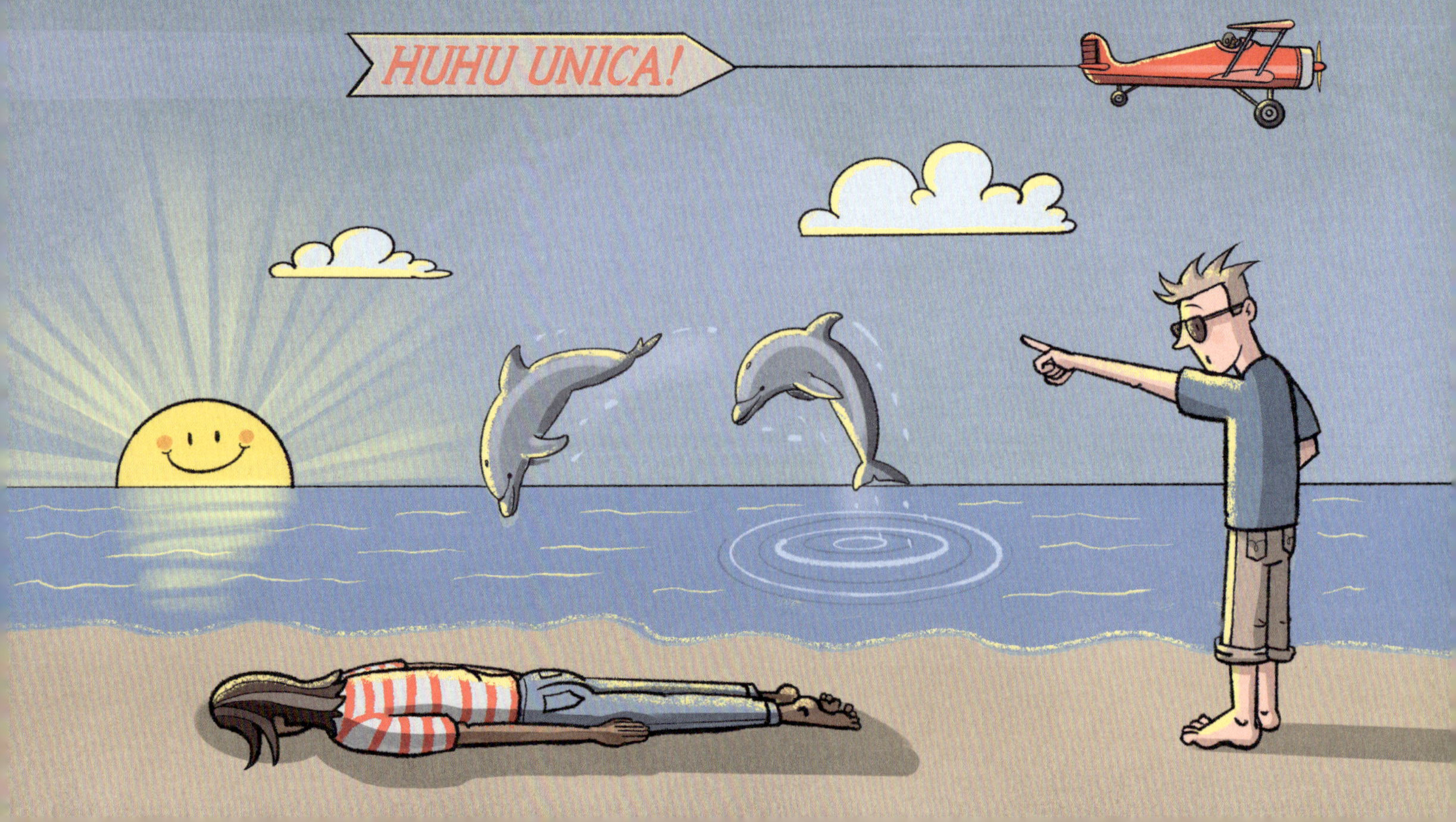

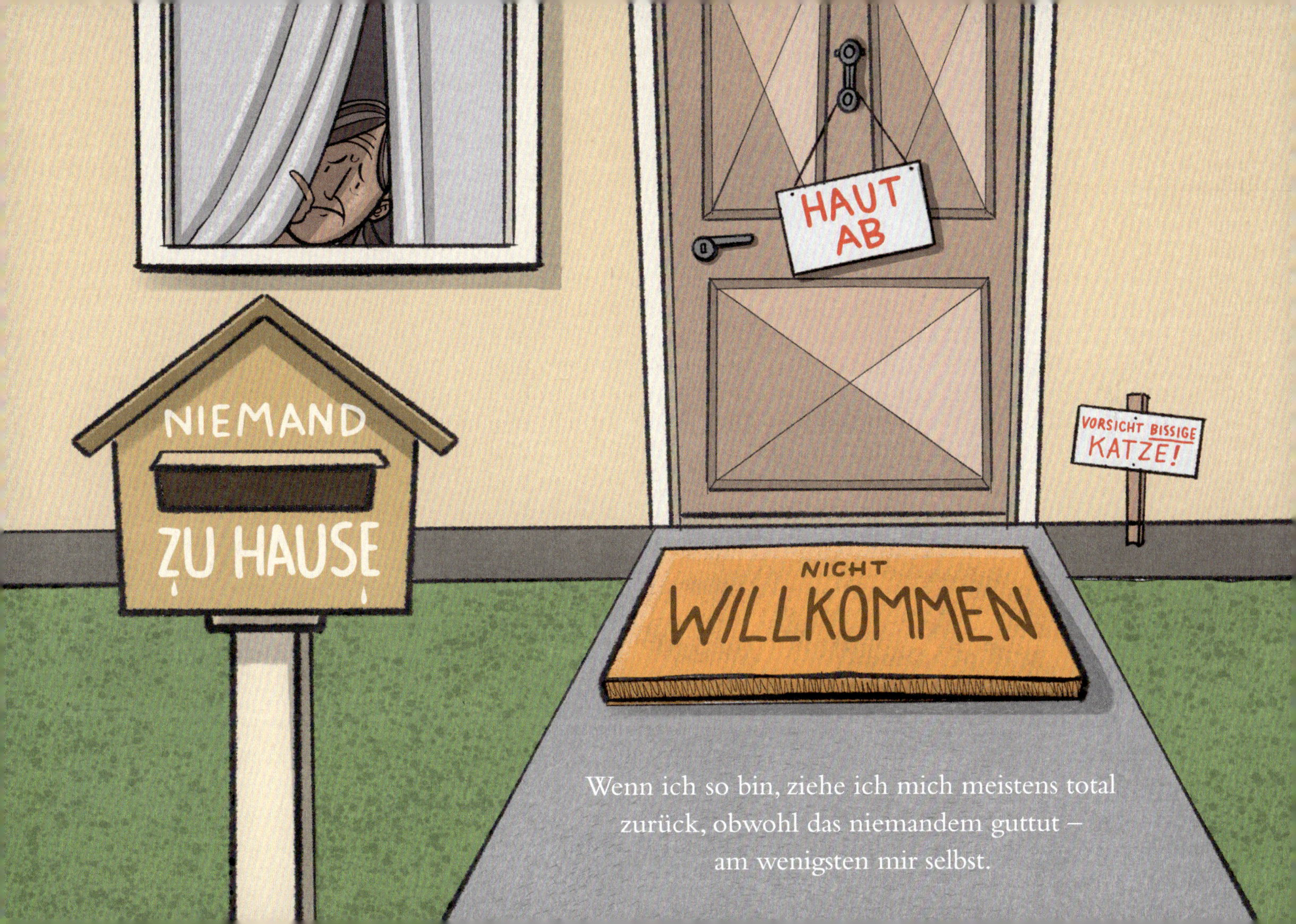

Wenn ich so bin, ziehe ich mich meistens total zurück, obwohl das niemandem guttut – am wenigsten mir selbst.

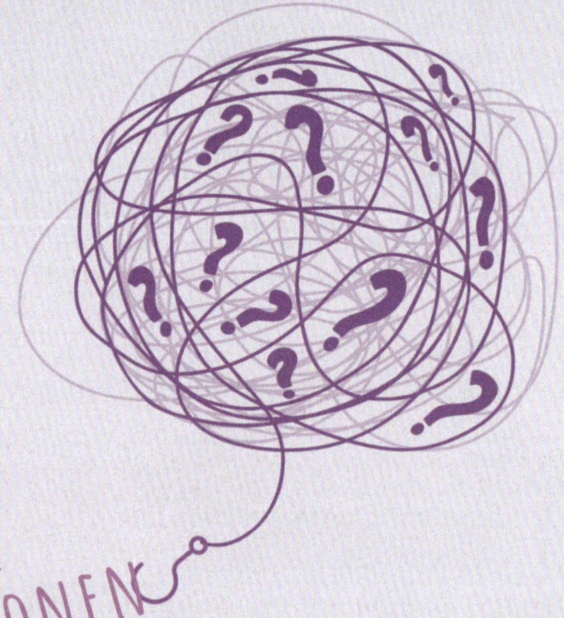

Schizophrenie hat auch Auswirkungen auf die

KOGNITIVEN FUNKTIONEN

– wie Gedächtnis, Aufmerksamkeit, Denkvermögen und Wahrnehmung.

Die Leute halten mich oft für still oder schüchtern, aber in Wirklichkeit ist das Problem, dass die Gedanken und Wörter in meinem Kopf völlig durcheinandergeraten sind. Dann habe ich Angst, dass ich nur Quatsch von mir gebe.

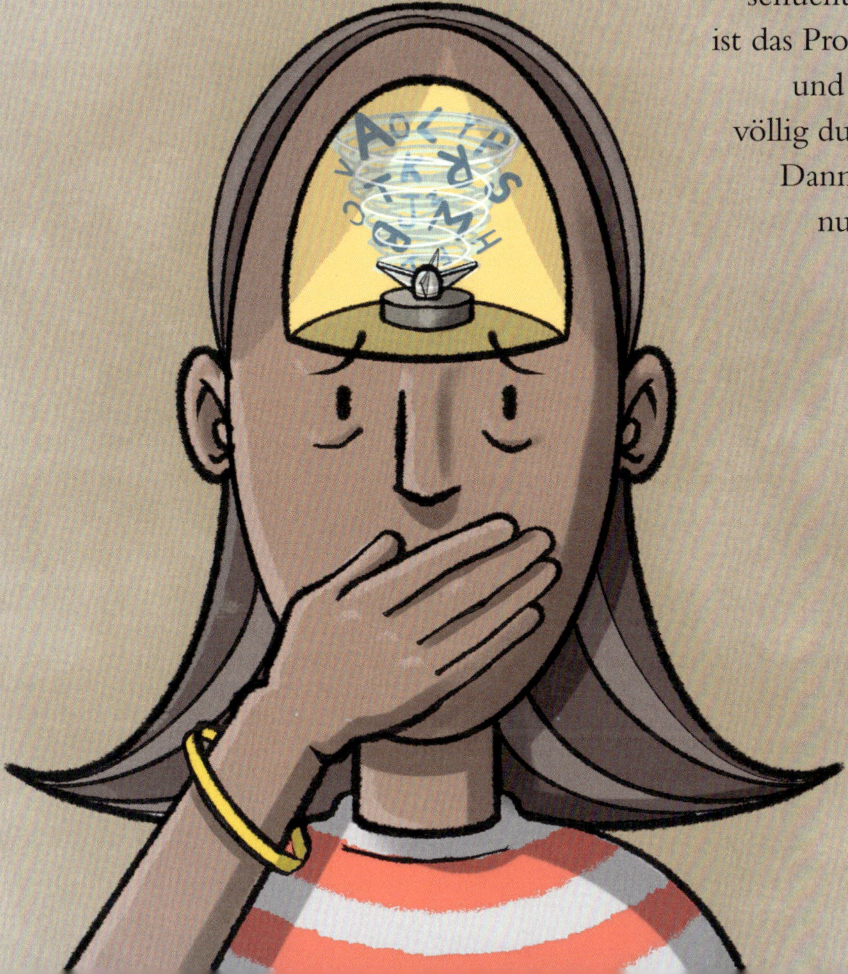

Manchmal fällt es mir schwer, Menschen einzuschätzen oder nonverbale Signale richtig zu deuten. Ich lache an unpassenden Stellen oder wirke desinteressiert, wenn jemand mit mir redet.

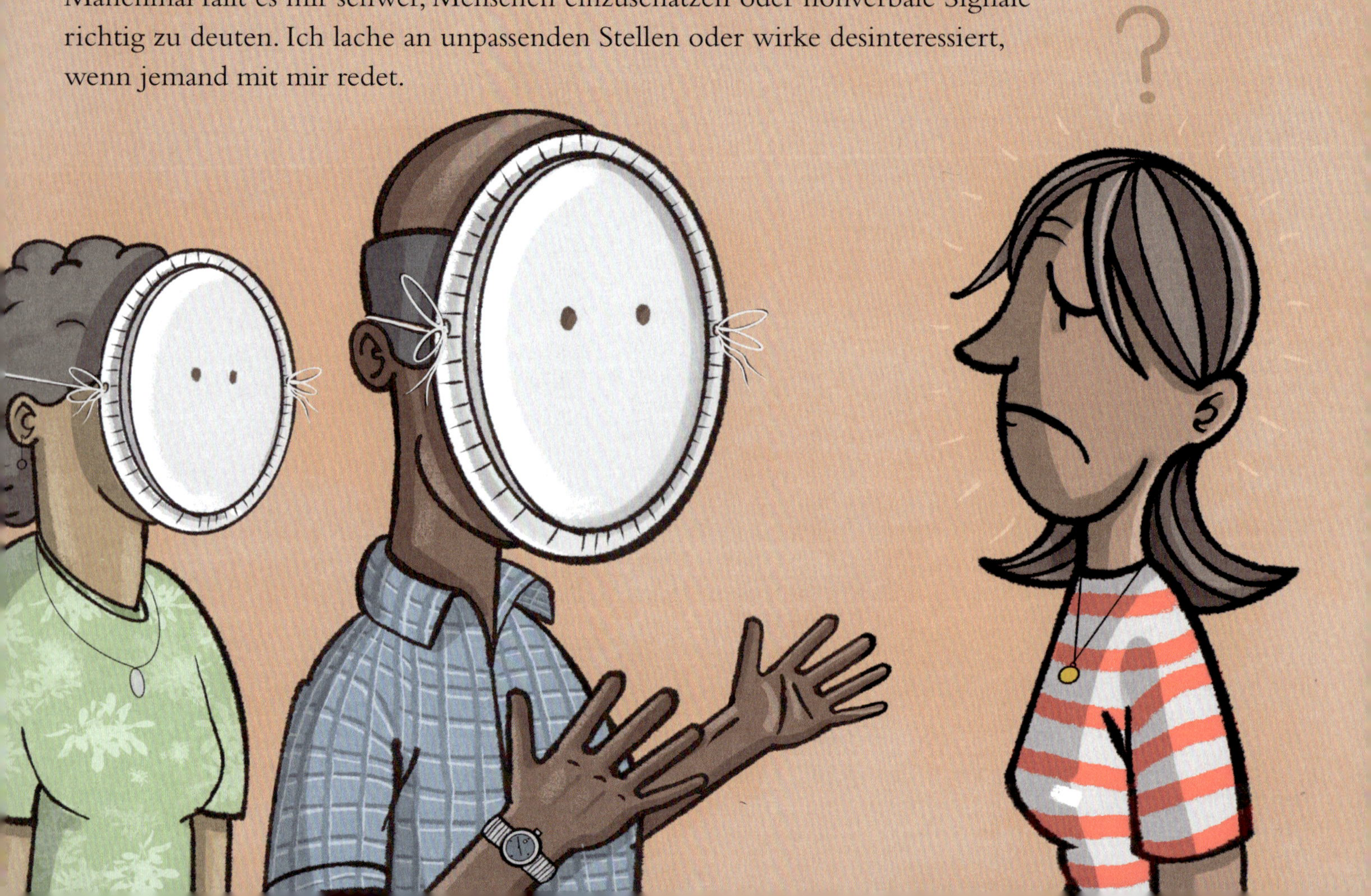

Darum habe ich Schwierigkeiten, mich in Gruppen einzufügen, klar zu kommunizieren und verstanden zu werden.

Das ist hin und wieder ziemlich hart, aber ich muss irgendwie versuchen, damit klarzukommen.

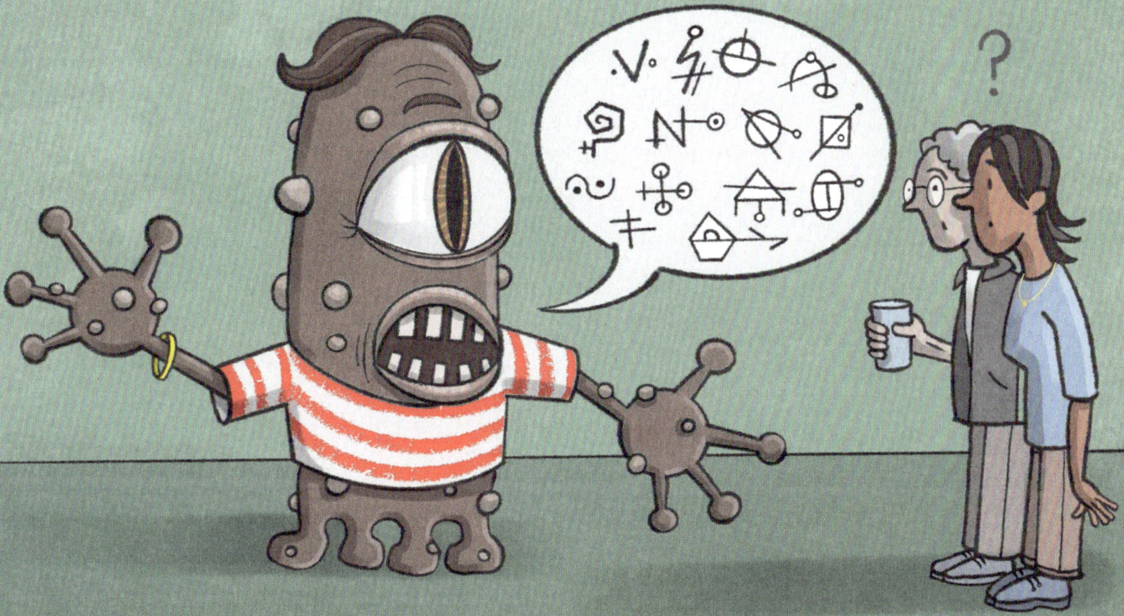

Beim Lernen gebe ich mir große Mühe, aber die Schizophrenie beeinträchtigt mein Konzentrationsvermögen und meine Aufmerksamkeitsspanne. Das nervt, denn dadurch kann ich mir vieles nicht gut merken.

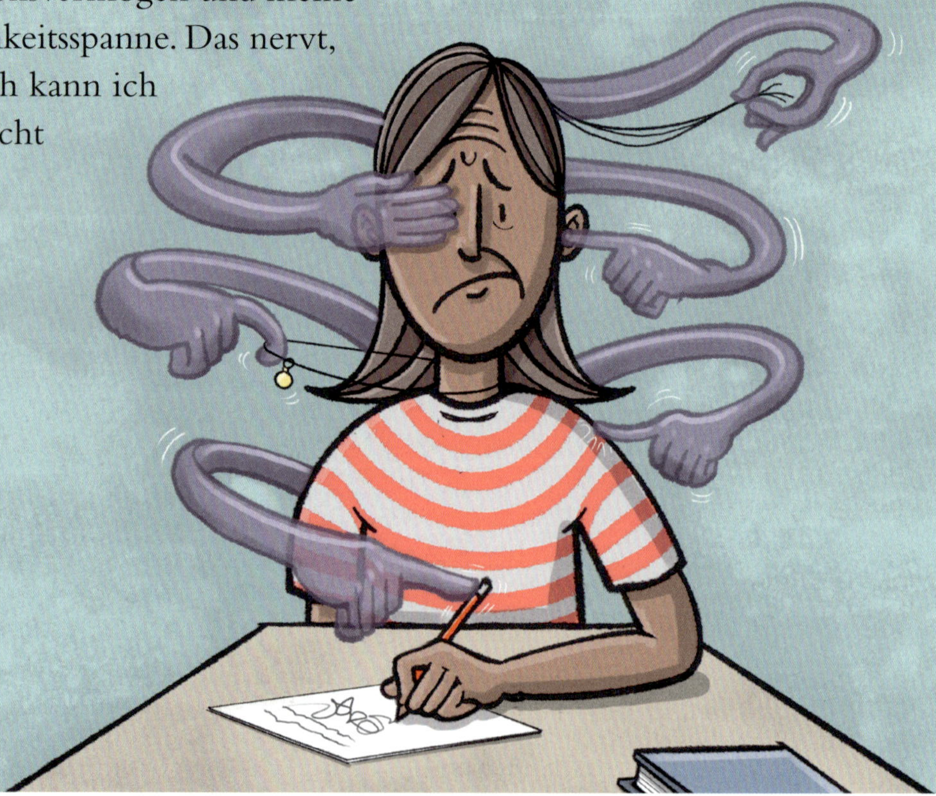

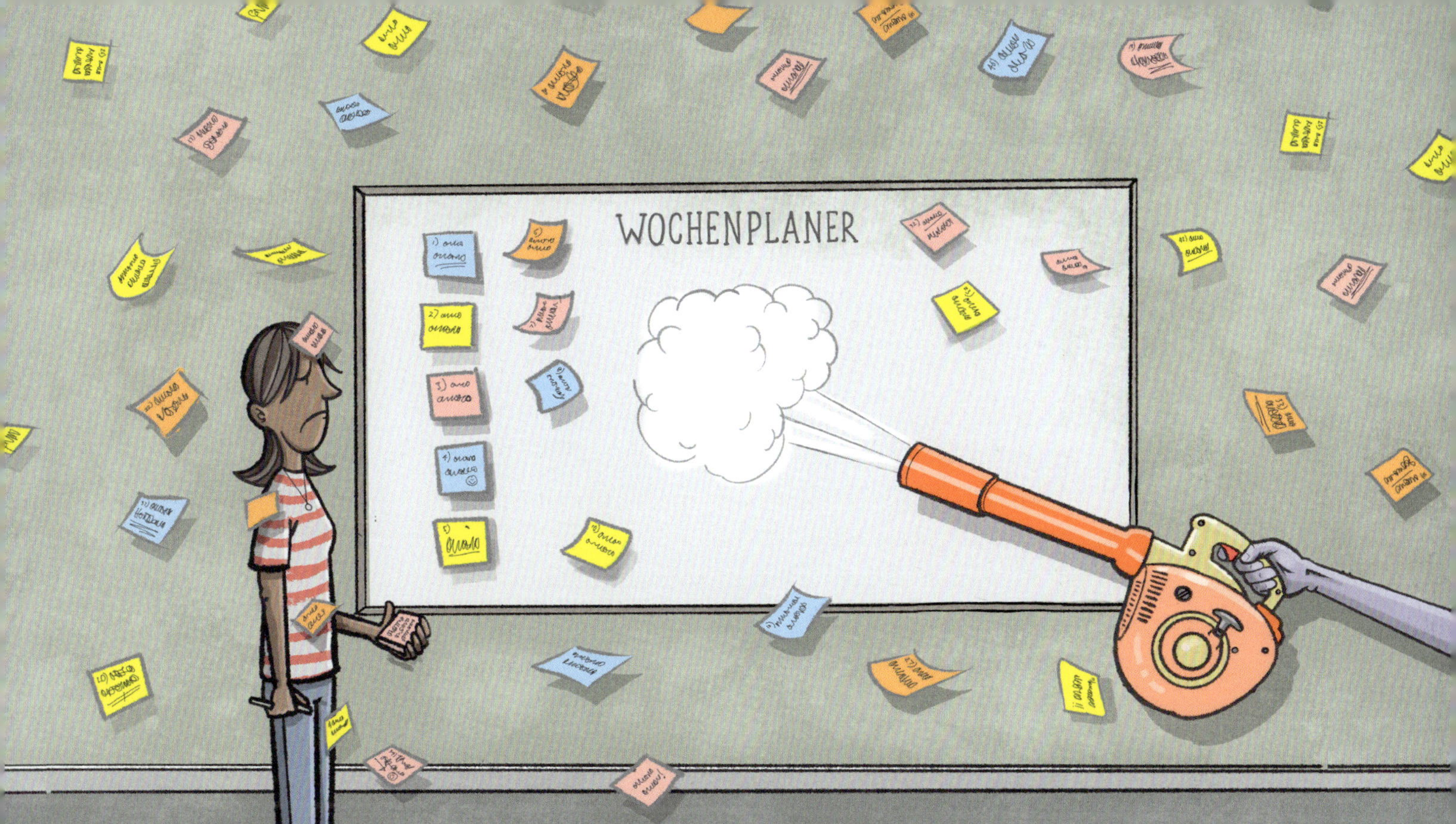

Und trotz großer Anstrengung ist es nicht leicht für mich, einen einfachen Plan zu machen oder eine kleine Entscheidung zu treffen. Deshalb fällt es mir schwer, neue Sachen zu lernen, einen regulären Job auszuüben oder einfach nur ein normales Leben zu führen.

Was für die anderen offensichtlich oder ganz einfach ist, erscheint mir oft alles andere als offensichtlich und einfach.

Selbst überschaubare Aufgaben werden zum Problem.

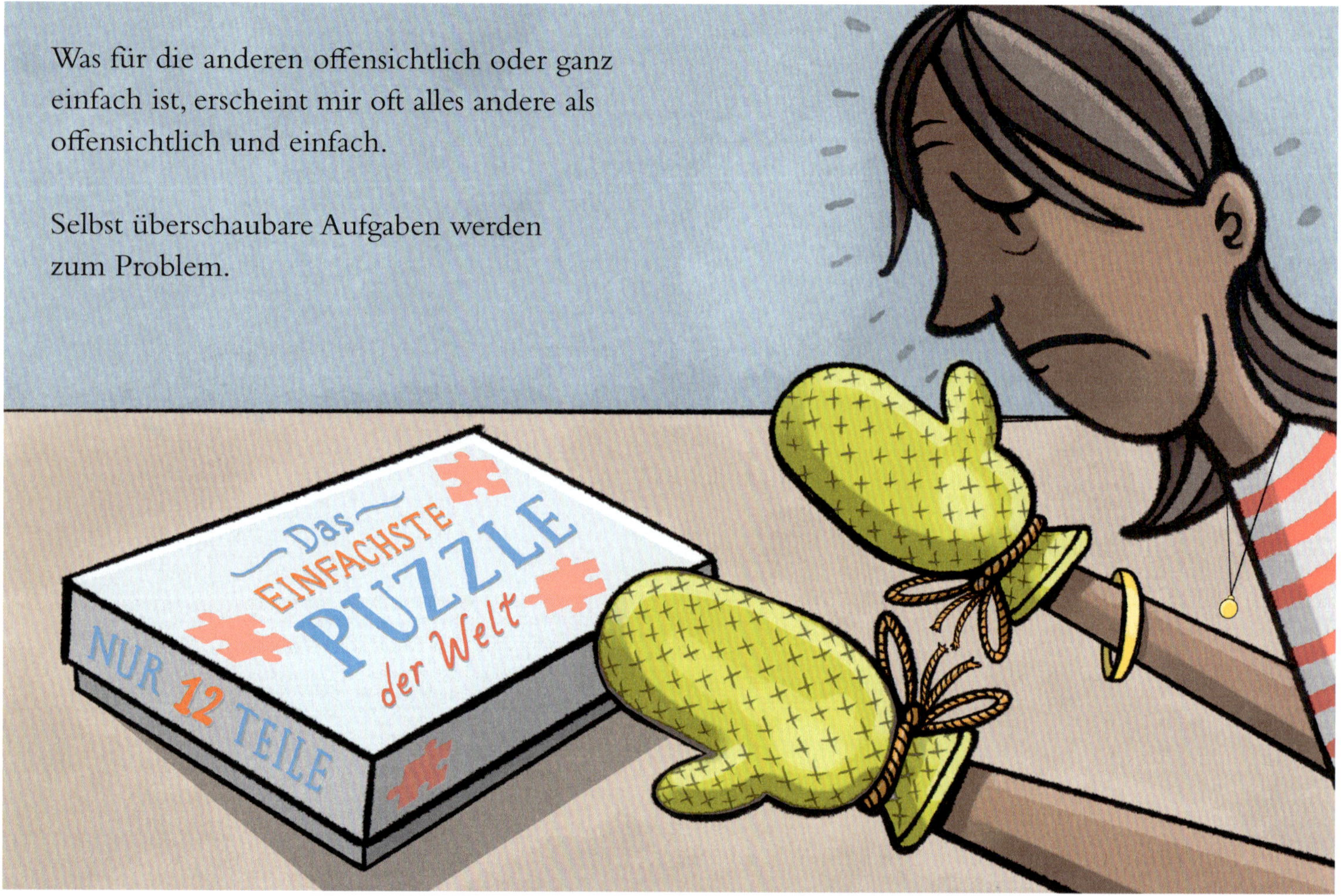

Das betrifft auch Dinge wie Körperpflege, Aufräumen, Wäsche waschen, Essen machen oder sogar das Anziehen. Alltägliche Aktivitäten kommen mir manchmal so gewaltig vor, dass ich sie gar nicht erst anpacke.

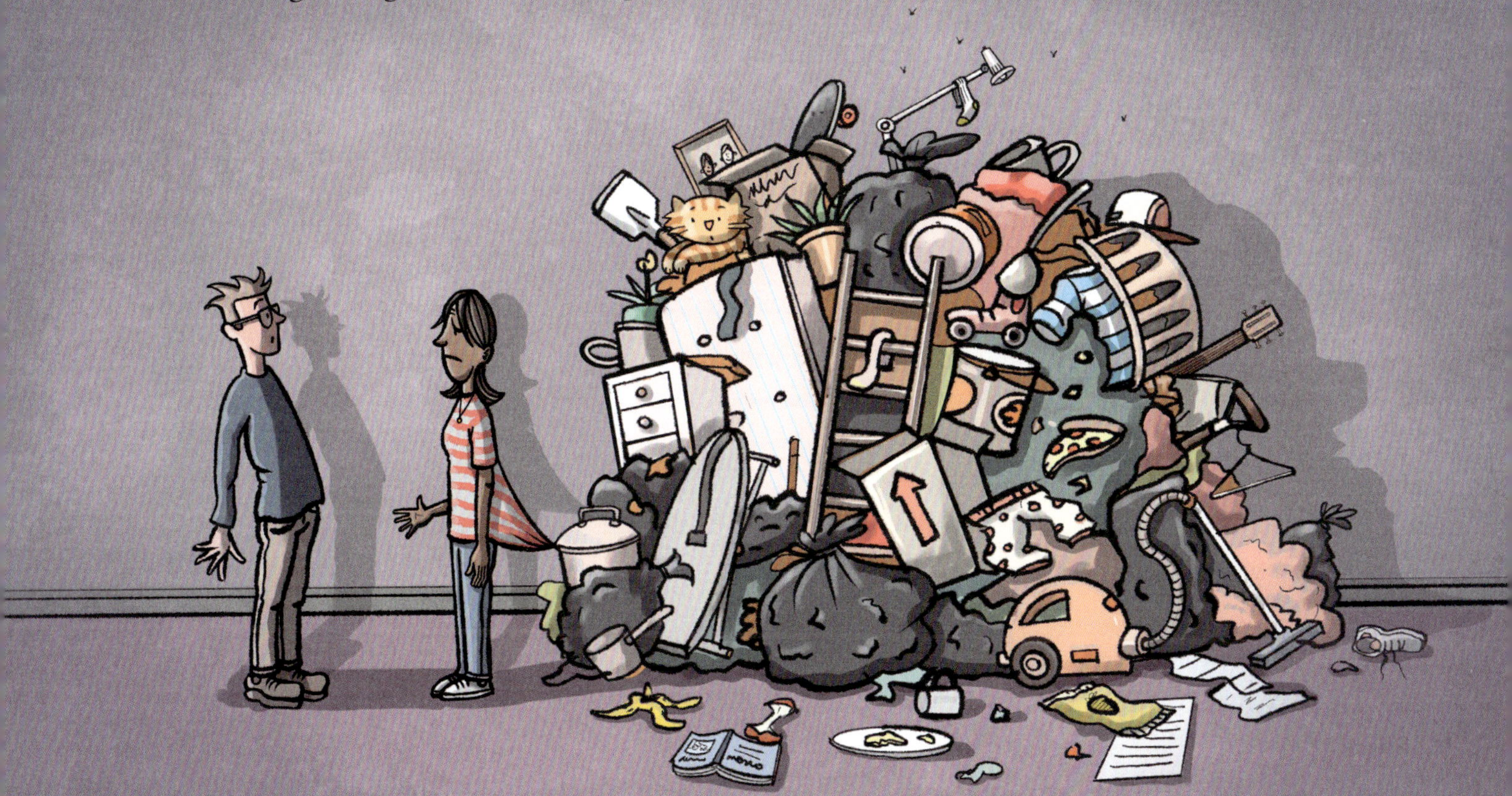

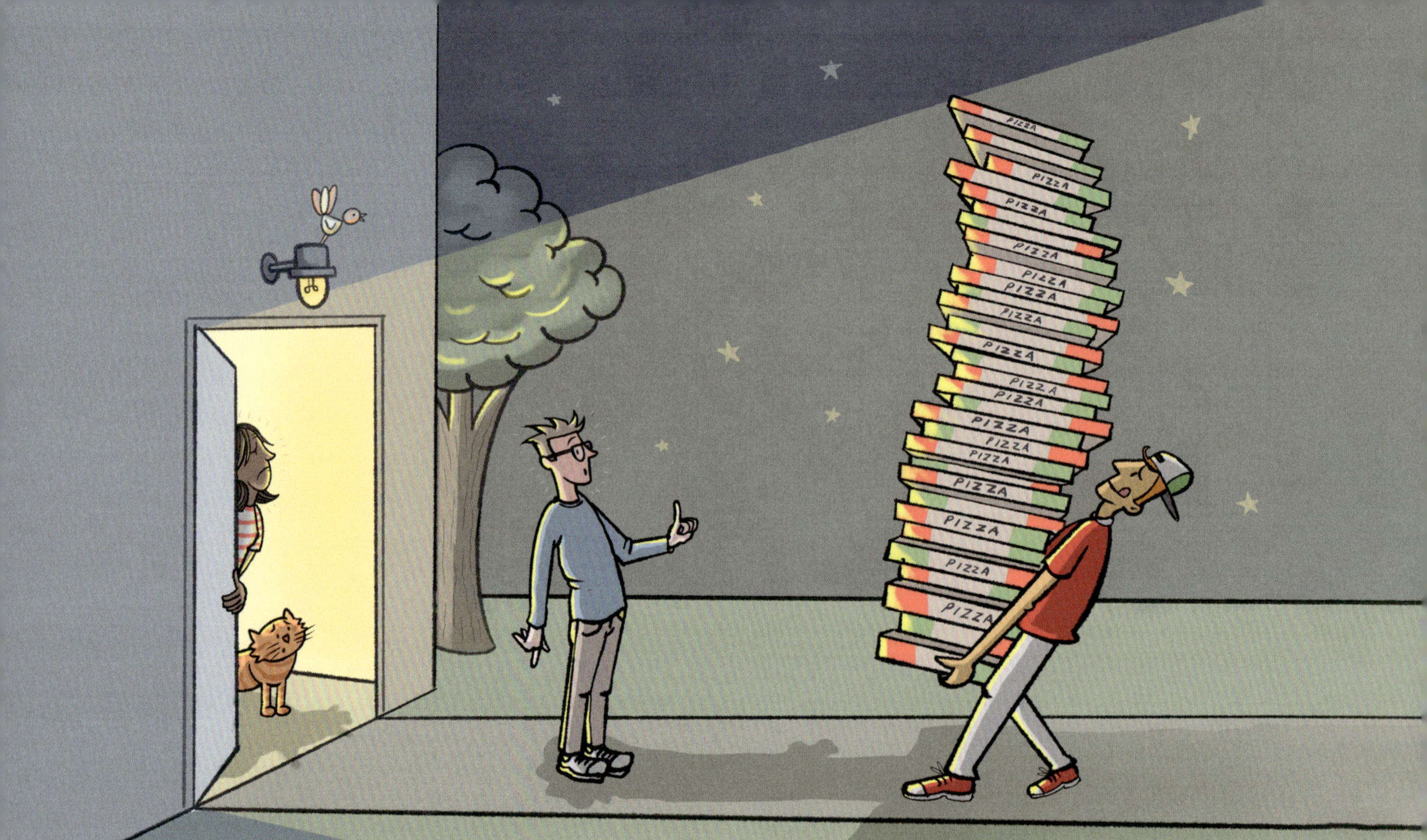

Immer mal wieder neige ich zu Fehleinschätzungen. Mein Urteilsvermögen ist gelegentlich beeinträchtigt, was mein Leben dann noch eine Stufe konfuser und komplizierter werden lässt.

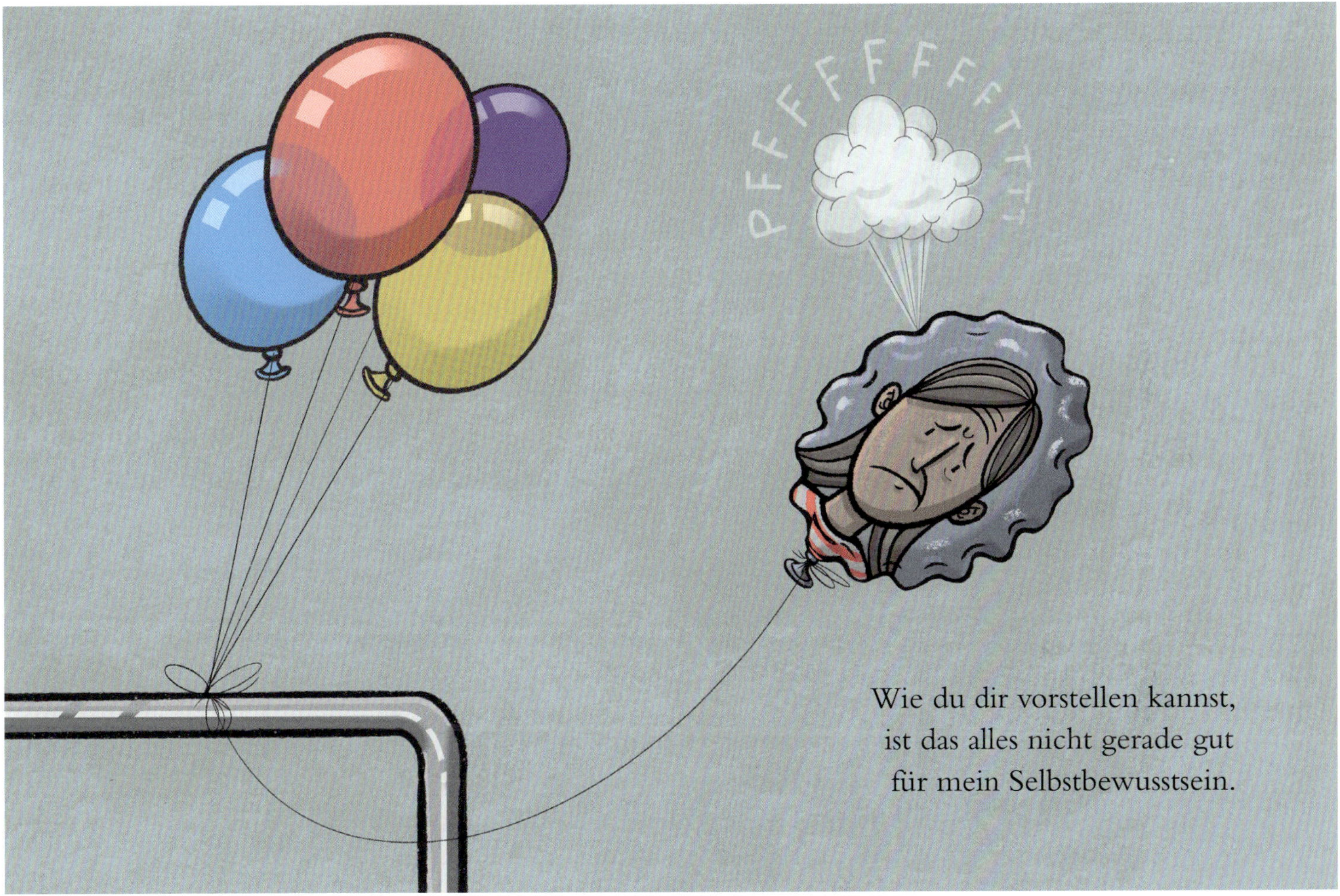

Wie du dir vorstellen kannst,
ist das alles nicht gerade gut
für mein Selbstbewusstsein.

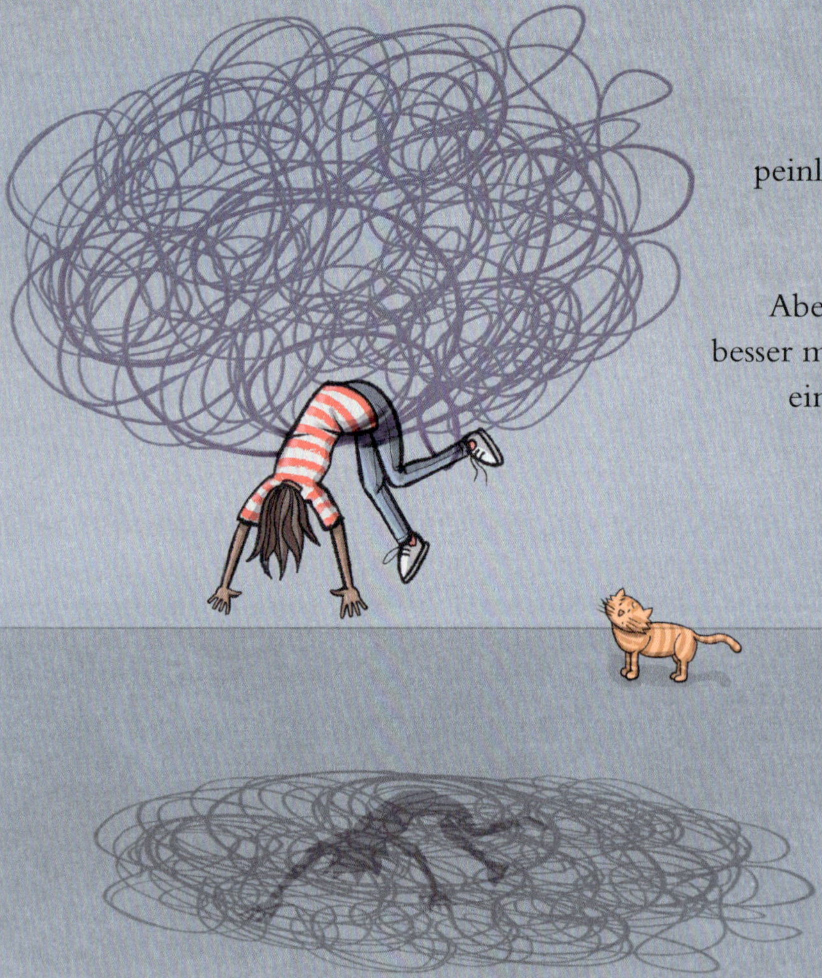

Manchmal treten alle Symptome meiner Krankheit gleichzeitig auf. Das kann erdrückend, verwirrend, peinlich und wirklich frustrierend sein, und es macht mich traurig.

Aber jeden Tag lerne ich, ein bisschen besser mit ihnen umzugehen, mich auf sie einzustellen und mit ihnen zu leben.

Schizophrenie
akzeptieren und
gut mit ihr leben.

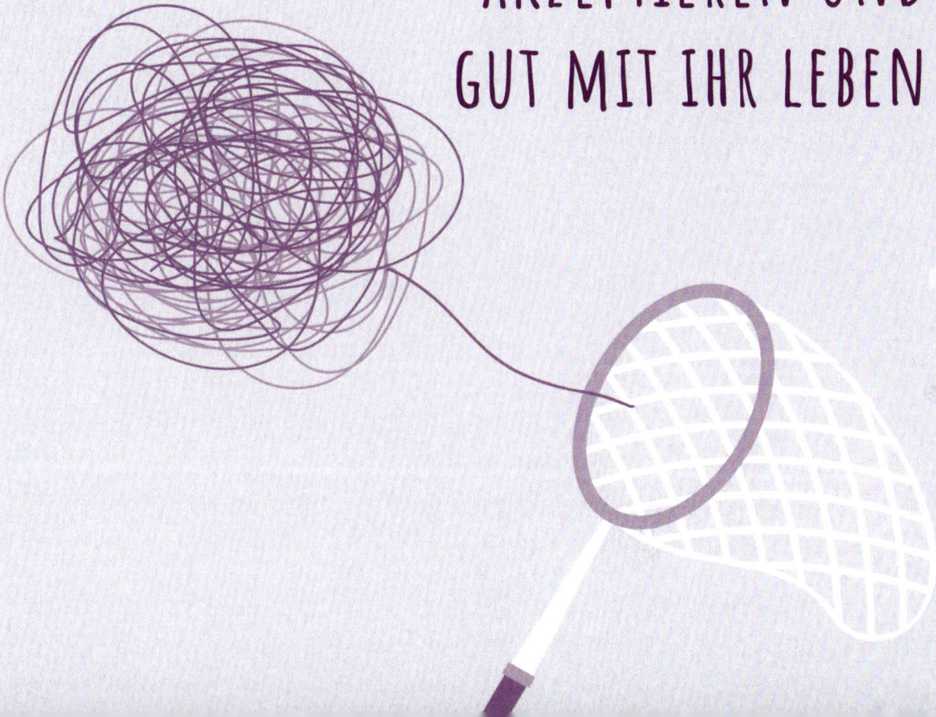

Wahrscheinlich fragst du dich, wie ich überhaupt zurechtkomme, aber einen Großteil der Zeit bin ich genau wie alle anderen – ich versuche, mit dem, was ich habe, und den Strategien, die ich entwickelt habe, das Beste aus meinem Leben zu machen.

Ich muss ein bisschen aufmerksamer sein und mich mehr um mein Wohlergehen kümmern als die meisten anderen … aber eigentlich kriege ich es ganz gut hin.

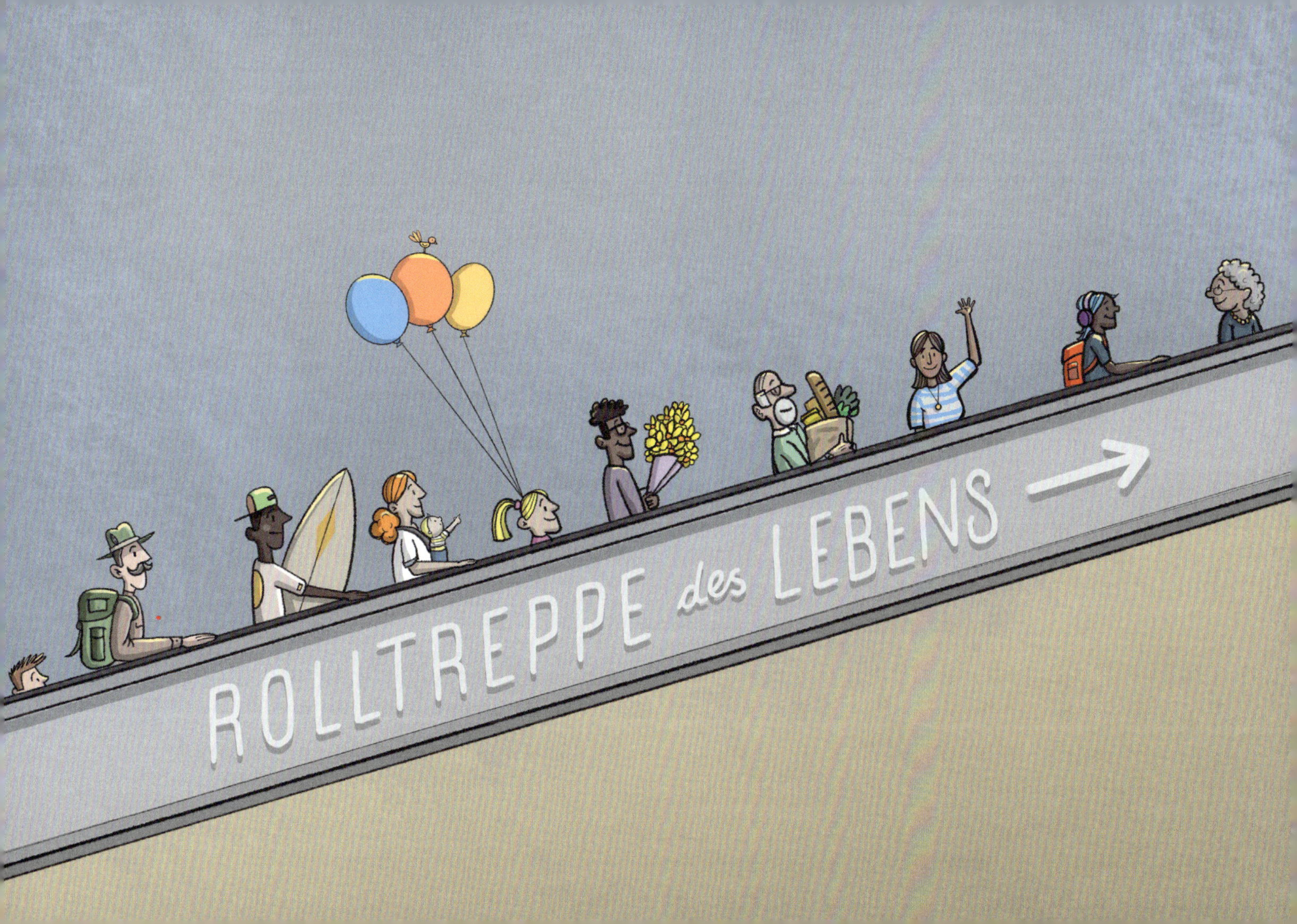
ROLLTREPPE des LEBENS

Der wichtigste Tag für mich war wahrscheinlich der Tag, an dem ich die Diagnose Schizophrenie erhalten habe. Es war zwar schlimm, das zu erfahren, aber zugleich eine Erleichterung, denn ich wusste endlich, warum ich mich so fühlte und so benahm, wie ich es tat.

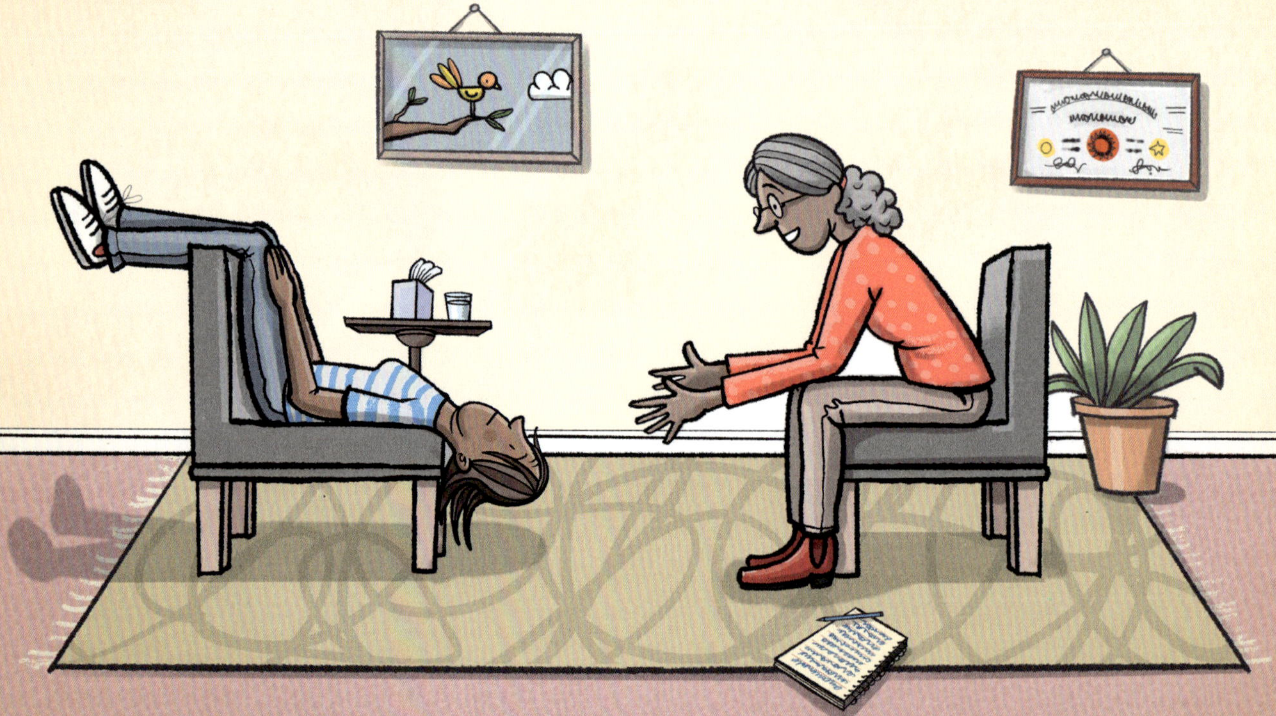

Wo vorher Unsicherheit und Orientierungslosigkeit war, gab es jetzt einen Weg nach vorn; und ich erkannte, dass es lebenswichtig ist, Hilfe zu bekommen und sie auch anzunehmen.

Der entscheidende Wendepunkt für mich war die Einsicht, dass die Krankheit zu meinem Leben gehört und nicht einfach weggeht. Je mehr ich das akzeptieren konnte, desto mehr veränderte sich alles, und desto besser wurde es.

Akzeptanz ist nicht nur wichtig für die Betroffenen, sondern auch für die Menschen um sie herum.

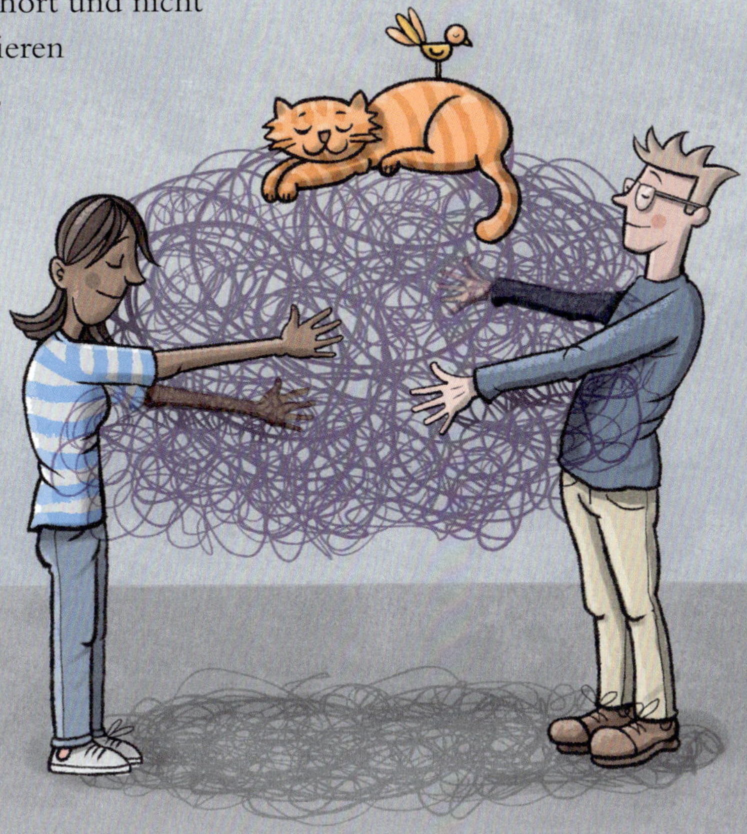

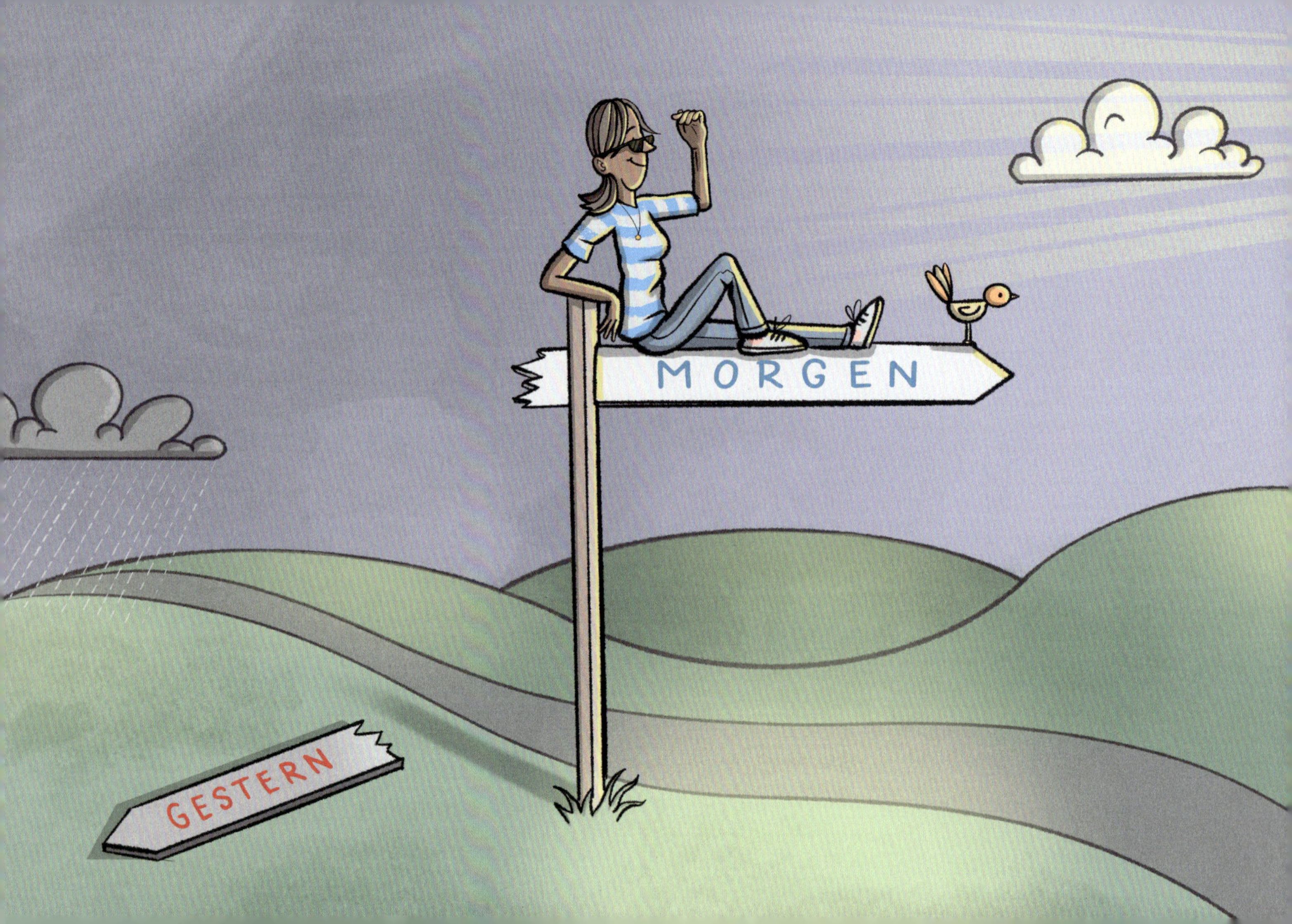
MORGEN
GESTERN

Seit der Diagnose habe ich viel Wertvolles gelernt:

1) Ich betrachte die Krankheit nicht mehr als Feind, sondern als Herausforderung.

2) Ich akzeptiere, dass ich mein Leben ein bisschen anders gestalten muss als die meisten und dass das okay ist.

3) Ich habe eingesehen, dass man manche Dinge im Leben zwar nicht ändern kann, die Art und Weise, wie man darüber denkt, darüber redet und damit umgeht, aber schon.

4) Ich bin nicht schuld an meiner Schizophrenie, und ich kann sie nicht beeinflussen, aber ich lerne allmählich, wie ich sie immer besser kontrollieren kann.

5) Wir Menschen sind erstaunlich gut darin, schwierige Dinge zu meistern und an ihnen zu wachsen.

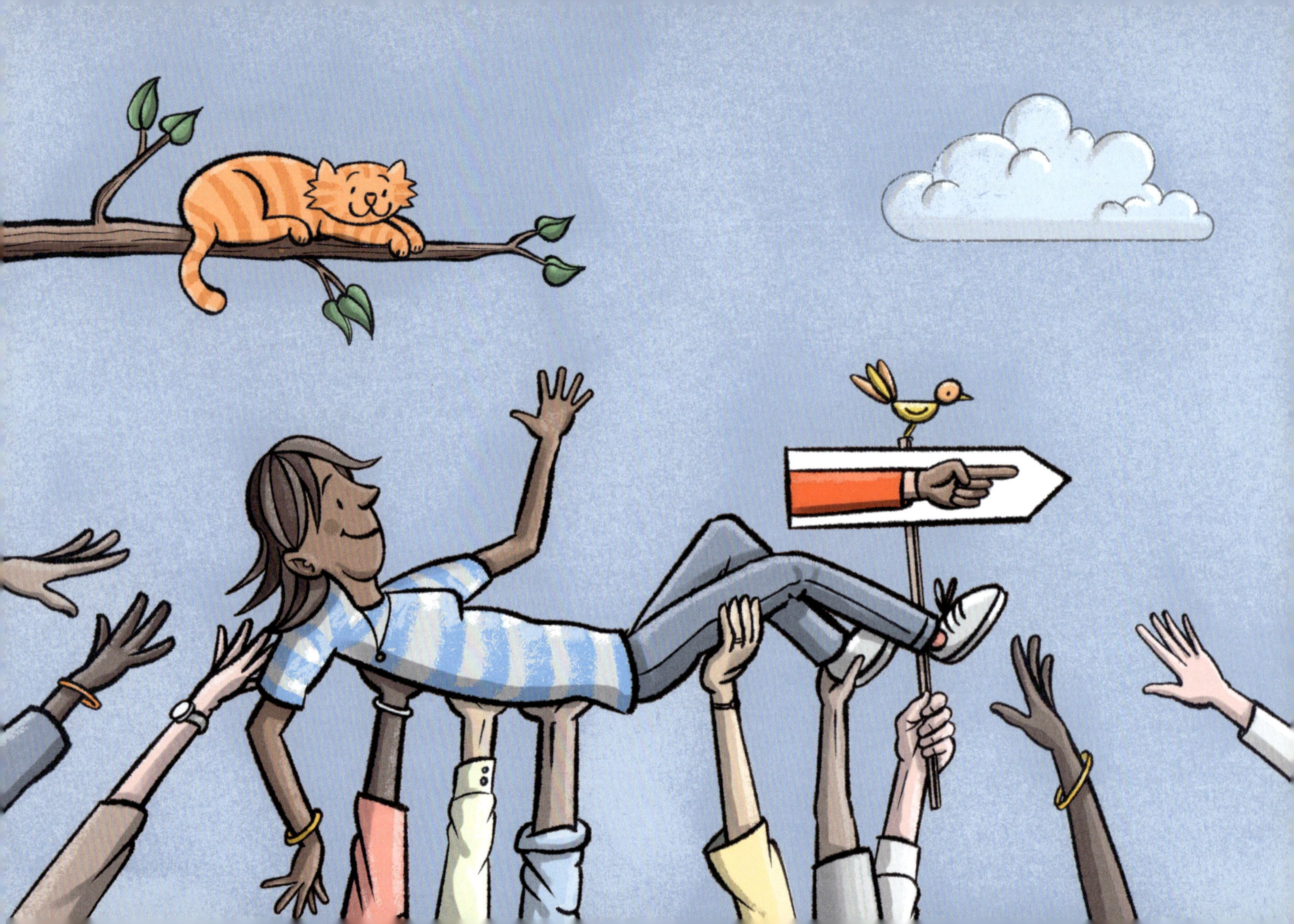

Ich werde dir hier nicht sagen, wie du dein Leben leben solltest, denn Schizophrenie wirkt sich auf jeden Menschen ganz unterschiedlich aus. Es kommt darauf an herauszufinden, was für einen selbst am besten funktioniert.

Aber wie bei allen Schwierigkeiten im Leben ist es auch dabei von Vorteil, wenn man von anderen angemessen unterstützt wird, zum Beispiel von Angehörigen, Freund:innen, dem Umfeld und Spezialist:innen.

Besonders hilfreich ist es, sich einer Selbsthilfegruppe oder einer Online-Community anzuschließen, denn Wissen ist Macht, und von anderen Bestätigung zu bekommen, hat eine sehr heilsame Wirkung.

Menschen mit Schizophrenie stehen eindeutig vor besonderen Herausforderungen. Das Leben wird dadurch manchmal kompliziert und schwierig, aber man kann es bewältigen.

Abgesehen von den offensichtlichen Problemen lebe und liebe ich mein Leben, so gut ich kann. Ich bestehe nicht ausschließlich aus meiner Krankheit – sie ist ein Teil von mir, aber sie ist nicht alles.

Und nur damit du das auch weißt: Meine Eltern haben mich Unica genannt, das bedeutet „einzigartig, speziell und anders als die anderen". Ich finde, das beschreibt mich ziemlich gut.

Hoffentlich kann meine Geschichte dir auf deinem eigenen Lebensweg eine Hilfe sein.

Pass gut auf dich auf!

Unica

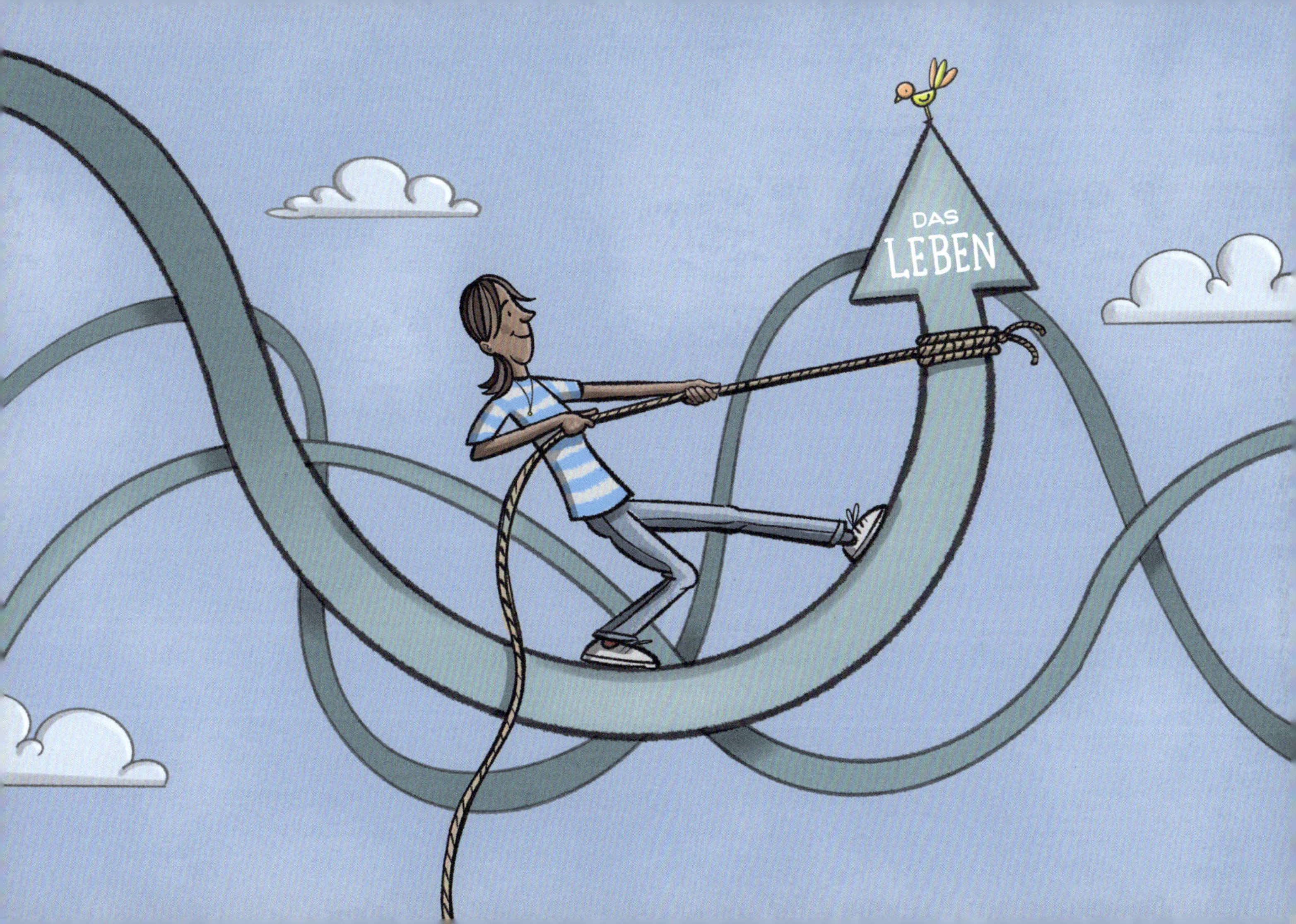
DAS
LEBEN

ENDE

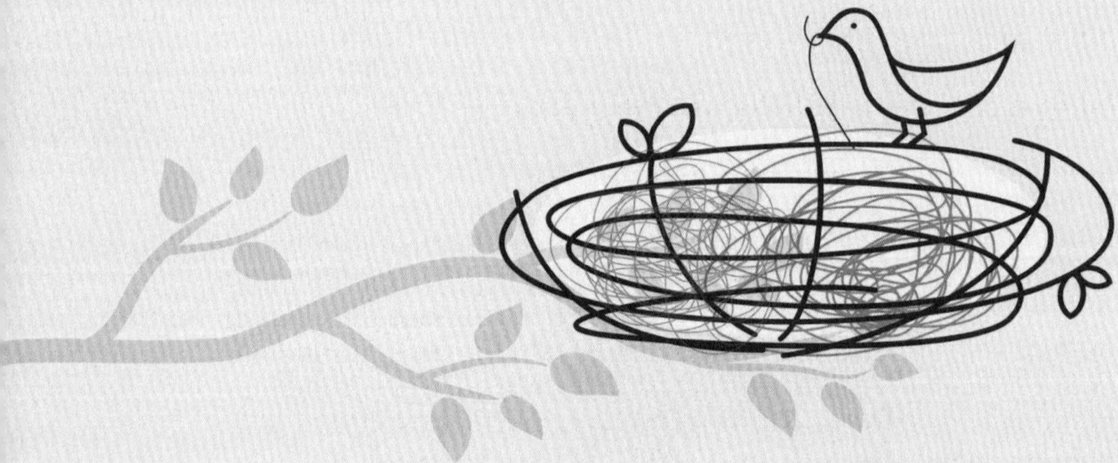

Ich habe Schizophrenie.

Ich bin nicht die Schizophrenie.

Ich bin nicht meine psychische Erkrankung.

Meine Erkrankung ist ein Teil von mir.

Jonathan Harnisch

LITERATURHINWEISE

Janine Berg-Peer: *Schizophrenie ist scheiße, Mama! Vom Leben mit meiner psychisch erkrankten Tochter.* (Fischer Taschenbuch)

Josef Bäuml (Hrsg.): *Psychosen aus dem schizophrenen Formenkreis. Ein Ratgeber für Patienten und Angehörige.* (Springer)

Asmus Finzen: *Schizophrenie. Die Krankheit verstehen, behandeln, bewältigen.* (Psychiatrie Verlag)

Klaus Gauger: *Meine Schizophrenie.* (Herder)

Kurt Hahlweg/Matthias Dose: *Ratgeber Schizophrenie. Informationen für Betroffene und Angehörige.* (Hogrefe)

Lisa Kainzbauer/Brigitte Maresch: *Verrückte Welt. Wie sich Schizophrenie anfühlt.* (Facultas)

Cordt Winkler: *ICH ist manchmal ein anderer. Mein Leben mit Schizophrenie.* (Goldmann)

HILFREICHE WEBSITES

Lauren Kennedy West: *Living Well with Schizophrenia* (YouTube-Kanal)

DEUTSCHLAND

Aktionsbündnis Seelische Gesundheit
www.seelischegesundheit.net

Bundesverband der Angehörigen psychisch erkrankter Menschen e.V.
www.bapk.de

Netz psychische Gesundheit
www.psychenet.de

Psychiatrienetz
www.psychiatrie.de

SCHWEIZ

Leben mit Schizophrenie (Guido Fluri Stiftung)
www.lebenmitschizophrenie.ch

pro mente sana
www.promentesana.ch

Dachorganisation der Angehörigen und Vertrauten von Menschen mit psychischen Erkrankungen
www.stand-by-you.ch

ÖSTERREICH

Hilfe für Angehörige psychisch Erkrankter
www.hpe.at

pro mente Austria
www.promenteaustria.at

NOTIZEN

NOTIZEN

MATTHEW JOHNSTONE wurde 1964 geboren und lebt mit seiner Familie in Sydney. Er ist Autor und Illustrator zahlreicher Bestseller und engagiert sich seit vielen Jahren stark für die Enttabuisierung psychischer Erkrankungen. Bereits bei Kunstmann erschienen: *Mein schwarzer Hund* (2008), *Mit dem schwarzen Hund leben* (2009), *Den Geist beruhigen* (2012), *Resilienz* (2015) und *Kein Stress!* (2019).

LAUREN KENNEDY WEST ist studierte Sozialarbeiterin und lebt in Edmonton, Kanada. Sie ist selbst von einer schizoaffektiven Störung betroffen und betreibt den bekannten YouTube-Kanal *Living Well with Schizophrenia*.

Matthew Johnstone und Lauren Kennedy West danken der Firma Boehringer Ingelheim, die die Arbeit an diesem Buch angestoßen und unterstützt hat.

EIN WICHTIGER HINWEIS

Dieses Buch kann keine ärztliche Betreuung und Behandlung ersetzen. Jeder, der sie benötigt, sollte sich ärztliche Hilfe suchen.

Druck und Bindung: Memminger MedienCentrum, Memmingen
ISBN 978-3-95614-628-2